后浪

図解 眠れなくなるほど面白い 免疫力の話

诸病退散

保护健康的**免疫力**

[日]石原新菜 著　　贾仕琪 译

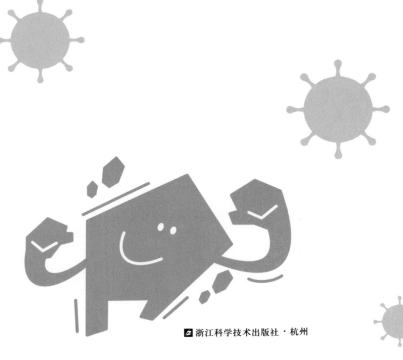

浙江科学技术出版社·杭州

前 言

在新型冠状病毒感染的影响下，相信有很多人重新审视了自己的生活。

保持有助于提高免疫力的生活方式不仅能预防流感及新冠肺炎等传染病，从长远来看，还能预防糖尿病、高血压和癌症等生活习惯病。

所谓"提高免疫力"，简单来说就是"提高健康水平"。一直以来，人们认为对健康有益的生活方式能够提高免疫力。然而不得不说，很多现代人无法保持这种生活方式。

因居家隔离或长时间伏案工作导致身体活动减少，却仍然按时摄入三餐；嫌泡澡太麻烦而草草冲澡了事；每天熬夜玩电脑和手机导致睡眠不足；消极地看待所有事物；吃越来越多的垃圾食品……这些例子层出不穷。

在这里，希望大家记住"要将提高健康水平当作理所当然的事情，养成习惯"。一日三餐每餐吃到八分饱而不必吃撑，不管多麻烦都要泡澡，保证 7 小时的睡眠，用笑容和感恩的心积极地面对事物，有意识地摄入蔬菜和鱼类……只要稍微用心就能够养成这种生活习惯。

另外，"肠道环境"对我们来说也十分重要。乳酸菌和双歧杆菌等有益菌增加会切实提高免疫力，因此我推荐大家每天食用味噌汤或酸奶等发酵食品。

本书中会提到很多有利于提高免疫力的方法，它们实行起来很简单，几乎没有什么难度。愿我们都能将这样的生活方式变成习惯，拥有强大免疫力，保持健康。

石原诊所副院长　石原新菜

什么是免疫力

到底什么是免疫

　　我们的身边存在着各种各样的异物，如尘埃、病毒和细菌等。这些物质一旦进入人体就可能会导致疾病，甚至可能会带来生命危险。防止这些外敌入侵人体的就是免疫系统：皮肤和黏膜能够防止异物入侵，白细胞能够击败入侵的异物。感冒时出现的发热症状也是身体与病原体斗争时发生的免疫反应。人活着不能没有免疫机能，而人体维持这种机能的能力就是免疫力。

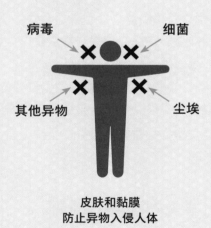

病毒　　　　细菌

其他异物　　　　尘埃

皮肤和黏膜
防止异物入侵人体

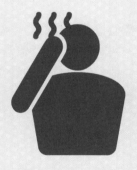

感冒时出现的发热症状
也是免疫反应

免疫系统是双重防御系统

皮肤和体液是防止异物入侵人体的第一道防线。皮肤从物理层面上防止异物入侵，唾液、眼泪等体液通过杀菌作用消灭异物。一旦这道防线被突破，白细胞就会吞噬病原体并将其消灭。这是每个人与生俱来的先天性免疫。第二道防线是获得性免疫，也就是免疫细胞通过产生抗体来消灭病原体。因此，免疫系统是双重防御系统。

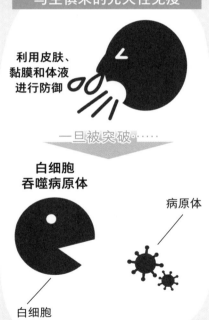

与生俱来的先天性免疫

利用皮肤、黏膜和体液进行防御

一旦被突破……

白细胞吞噬病原体

病原体

白细胞

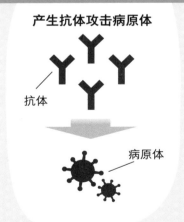

后天获得的获得性免疫

产生抗体攻击病原体

抗体

病原体

免疫的核心是白细胞

免疫机能以白细胞为基础，当皮肤和黏膜的屏障被攻破时，白细胞就会发挥作用。如果不能在此阻止异物的话，我们就会患病，因此可以说这是最后一道防线。白细胞可谓是免疫系统中最重要的一部分。

如下图所示，白细胞是血液的成分之一，虽然都被称为白细胞，但其实有多种类型。其种类如右页所示。白细胞大致可分为单核细胞、淋巴细胞和粒细胞三种类型。其中，淋巴细胞中的T细胞和B细胞与获得性免疫有关，其他均与先天性免疫有关。

如果在血液检查时发现白细胞数值低，则表明这些免疫细胞的数量少，机体的抗病能力差。这种状态一经诊断，就需要重视。

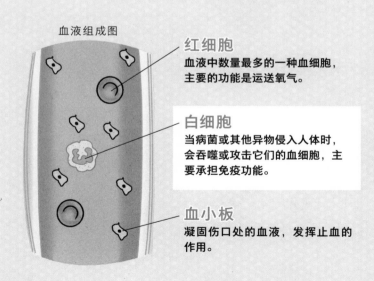

血液组成图

红细胞
血液中数量最多的一种血细胞，主要的功能是运送氧气。

白细胞
当病菌或其他异物侵入人体时，会吞噬或攻击它们的血细胞，主要承担免疫功能。

血小板
凝固伤口处的血液，发挥止血的作用。

白细胞的种类和作用

单核细胞

白细胞中最大的细胞群。主要包括巨噬细胞和树突状细胞。巨噬细胞具有吞噬异物的特性。树突状细胞可以吞噬异物，记忆该异物信息并通知其他细胞。

巨噬细胞

树突状细胞

先天性
免疫组

淋巴细胞

分布在血液和淋巴管中的细胞群。主要包括抗癌的NK细胞（自然杀伤细胞）、获得性免疫组的T细胞和B细胞，它们能够识别病原体的性质。由于获得性免疫的存在，很多疾病在得过一次后便难以复发。

NK细胞

T细胞

B细胞

获得性
免疫组

粒细胞

具有杀菌作用的颗粒细胞群。主要包括中性粒细胞、嗜酸性粒胞和嗜碱性粒细胞。中性粒细胞与巨噬细胞在先天性免疫中发挥主要作用，吞噬细菌和其他异物，然后死亡并转化为脓细胞。

中性粒细胞

嗜酸性粒细胞

嗜碱性粒细胞

先天性
免疫组

白细胞合作对抗病原体

白细胞有许多种类，它们能协同对抗病原体。

首先，先天性免疫组的巨噬细胞和中性粒细胞会吞噬并消灭病原体。但如果无法解决，它们就会向其他细胞求助。巨噬细胞发出病原体入侵的信号，树突状细胞则传达有关病原体的信息。

接收到信息后，辅助性T细胞会发出攻击指令。B细胞针对病原体产生对应抗体，抗体和杀伤性T细胞一起攻击病原体。当病原体被杀死后，抑制性T细胞会发出结束攻击的信号。T细胞可以分为三种类型（见下图）。

此外，只有NK细胞独立工作，直接检测并摧毁被感染的细胞和癌细胞。

独立工作的NK细胞

NK NK细胞

攻击

受病毒感染的细胞　　　癌细胞

独立摧毁上述细胞时没有其他细胞的指令和协助

三种类型的T细胞

辅助性T细胞
向杀伤性T细胞和B细胞发出攻击指令。

杀伤性T细胞
直接攻击病原体。

抑制性T细胞
发出结束攻击的信号。

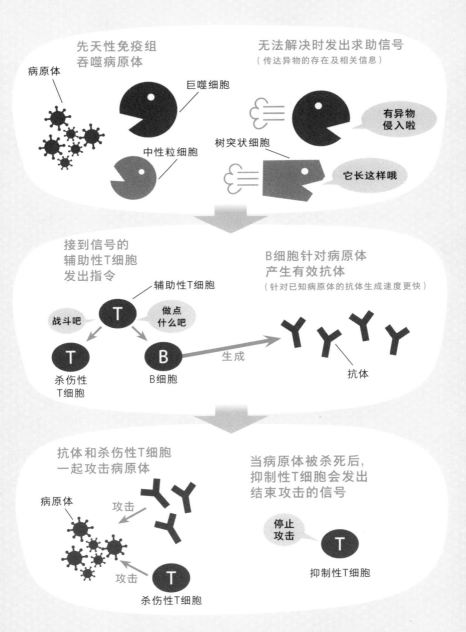

免疫力降低该怎么办

免疫是保护身体的一个重要防御机制，但压力、衰老和紊乱的生活方式等因素会导致免疫力降低。

当免疫力降低时，身体对抗病原体的能力就会减弱，从而更容易患上感冒等疾病，治愈难度也随之增加。生活习惯病、阿尔茨海默病和胃溃疡等都是免疫细胞功能下降时人体易患的疾病。此外，免疫力降低还会导致皮肤粗糙，使黏膜的杀菌能力降低，从而导致口腔炎症。

如上所述，免疫力降低会带来许多负面影响，所以提高免疫力十分重要。让我们重新审视自己的饮食和生活习惯，努力保持免疫力吧！

除此之外，
免疫力低下还是

生活习惯病
阿尔茨海默病
（老年痴呆症）
胃溃疡
癌症

等疾病的致病原因

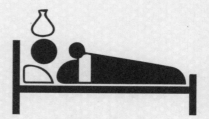

- 容易患病
- 治愈难度增加
- 感染疾病后容易变成重症

过度免疫也会带来负面影响

免疫机能降低会产生问题，但免疫系统过度发挥作用也不是一件好事，甚至会损伤你的正常细胞。

例如，花粉过敏等过敏性症状就是由过量的抗体引起的。被蜜蜂叮咬后产生的休克症状——过敏性休克，也是过敏反应之一。

此外，免疫细胞传递信息时会产生一种名为细胞因子的物质，过量的细胞因子会引起身体各部位的炎症，容易形成血栓，最严重时可引发血管堵塞，导致心肌梗死或脑梗死。这种情况被称为细胞因子风暴。

一部分人认为过度免疫是由现代过于卫生的环境引起的，但实际原因尚不明确。

细胞因子风暴

花粉过敏

由于传染病等产生
过量的细胞因子（※）

↓

在身体各部位引发炎症，
容易形成血栓

↓

导致心肌梗死、脑梗死、
器官衰竭等

皮肤过敏

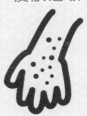

※ 细胞因子：一种由细胞分泌的、用来向其他细胞传递信息的物质。

目录

在家就能完成！5种提高免疫力的好方法

方法一　**悠闲度日**

让身体休息，对健康有益

不管是在工作还是私人生活中，总有人喜欢把日程安排得满满当当，否则就会感到不安。确实，我们很容易认为没有计划、不知道做什么的日子是在浪费时间。但其实，不考虑工作的话，在私人生活中，"浪费的时间"才是最重要的。

如果我们每天都在工作、做家务，甚至把私人生活安排得满满当当，那么即使内心感到很充实，身体也没有时间休息。这样一来，疲劳会不断累积，免疫力也会随之下降。而且，如果强行安排时间运动，交感神经会过度工作，免疫细胞的效力也会下降。这就意味着，即使特意安排了有意义的行程，也只是"浪费"体力。

适当的休息很重要。不要想着"悠闲度过休息日太浪费了"，如果有双休日，那就选择其中一天尽情休息吧。

另外，给兴趣爱好、旅游留出时间，让身心充分休息，对健康也十分有益。在旅行地也不要东奔西走，边看风景边发呆也能放松精神。

只顾一味忙碌，免疫细胞的功能也会下降

- 认为休息是一件不好的事情
- 休息日的行程也很密集
- 认为无论如何也要让自己充实

如果连休息日也在忙碌，那么即使内心感到很充实，身体也无法得到休息，免疫力也会随之下降。

免疫力　降低　提高

- 认为适当的休息很重要
- 日程中有很多空余时间
- 通过培养兴趣爱好、旅行等方式来放松心情

能够适度休息的人，可以放松身心，免疫力也会随之提高。

方法二 **保持空腹状态**

没有必要严格遵循三餐制

很多关于健康或减肥的书上都写着"饮食方面要保证三餐"。虽然不能说这种说法绝对错误，但是如果过于遵循这一点，明明不怎么饿，却以"到点了"为由吃饭，实际上对身体来说不是一件好事。

免疫细胞中的白细胞在饱腹状态下是不活跃的。相反，它们在空腹时会变得更加活跃。白细胞可以吞噬进入体内的异物，但在饱腹状态下血糖上升，其活力就会降低到正常情况下的一半左右，导致免疫力下降。

在日常生活中，大多数人都在固定的时间吃早餐和午餐。这时，要注意控制食量，不要吃太多。比起时间，更重要的是关注自己的身体状况。

那么，我们看看动物是怎么做的呢？一般它们不饿就不吃，在生病等情况下会一动不动，什么也不吃。这种行为是在通过空腹产生自愈力，从而提高免疫力。人类也和动物一样，最好是在感到饥饿的时候才进食，其他时候没有必要拼命吃下那么多食物。

"即便肚子不饿也以到点为由吃饭"并不好

到晚饭
时间了……

固定时间吃饭
并不一定是件好事

改善

感到饥饿之前不进食

动物生病的时候不进食

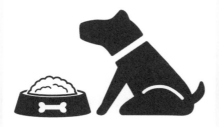

动物生病的时候什么都不吃，通过空腹产生自愈力。

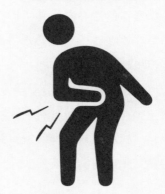

为了保持健康的饮食生活习惯，在感到饥饿之前不吃东西很重要。

方法三 **在40℃的温水中泡澡10分钟**

分别进行泡澡、淋浴

保暖对提高免疫力十分有益。在注意饮食和压力问题的同时，我们还需要注意不要让身体受凉。其中，能够让身体变暖的一个简单的方式就是泡澡。将脖子以下浸泡在热水之中，身体就会慢慢地暖和起来。这一行为乍看之下对身体有好处，但实际上，水温不对，效果可能会适得其反。如果一直泡在过热（超过42℃）的水里，过热的水温会给心脏和血管带来负担。对于高血压人群来说，这会导致血压上升，并可能引发心肌梗死等心血管疾病，十分危险。

最佳的泡澡方式是根据个人的身体状况，分别使用热水或温水。推荐在40℃左右的温热水中泡澡10分钟。即使在夏季或忙碌的时候，也尽量每天泡一次澡吧。

如果具体到每一天，我们可以在早上用热水淋浴唤醒身体，到了晚上泡个温水澡，有利于放松身心。如果想要慢慢泡澡，最好选择半身浴，这样热量传递得较为缓慢。人体四肢末端血液循环易迟滞，实在抽不出时间的时候，我们也可以只把手和脚泡在热水里。此外，"姜浴"和"盐浴"等能提高保温效果的泡澡方式也很不错。

根据自己的身体情况决定泡澡的水温

① 将脖子以下浸泡在过热的水中会给心脏和血管带来负担

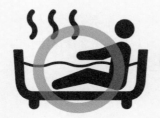

② 在40℃左右的温热水中浸泡10分钟，如果想慢慢泡澡，可以选择半身浴

③ 早上用热水淋浴，晚上用温热水泡澡，因时制宜

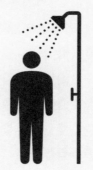

"姜浴""盐浴"有妙用

- 姜浴时，在温水中放入100~300克磨好的生姜，慢慢泡暖身体，最后淋浴冲洗
- 盐浴时，在温水中加入500克左右的普通盐粒，最后可以不冲洗身体

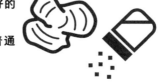

※ 请注意，生姜和盐可能会损坏浴缸。

方法四 **保证7小时的睡眠**

通过睡眠增强免疫细胞的活性

每个人的睡眠时间都有所不同。有的人每天睡8小时以上也觉得不够，有的人睡3~4小时就足够了。不过从免疫学角度来看，睡眠时间过少是有问题的。美国加利福尼亚大学旧金山分校的一项研究表明，每天睡眠时间不足6小时的人，患感冒的风险比睡眠时间超过7小时的人高出3.2倍，原因是睡眠时间过短会导致自主神经紊乱，从而对免疫机能产生负面影响。

每天同一时间睡觉，同一时间起床，生活有规律是很重要的。但是如果只在意生活规律而忽略睡眠时间的话，可能会对健康产生负面影响。每天我们至少要保证4.5小时的睡眠时间，最好是7小时以上。但也不要在节假日睡懒觉，睡眠时间过长也会导致自主神经紊乱，从而使免疫力降低。

此外，尽量在晚上12点之前入睡。生长激素能在睡眠过程中修复受损细胞，增强免疫力，并且能够促进皮肤和头发再生。生长激素分泌最旺盛的时间段是晚上10点到凌晨2点。

生活规律、睡眠充足都很重要

尽量保证7小时的睡眠时间

生长激素分泌最旺盛的时间段是晚上10点到凌晨2点。在这段时间内，身体处于睡眠状态，生长激素能在这段时间修复受损细胞，增强免疫力，同时促进皮肤和头发再生。

睡眠时间短的人更容易感冒

睡眠不足

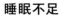

自主神经紊乱

对免疫机能产生负面影响

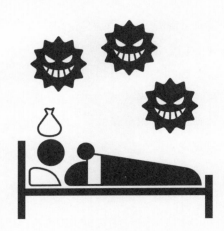

方法五 **喝生姜红茶**

生姜有利于促进血液循环与暖身

相信大家都听说过"生姜对身体好"的说法。这当然不是迷信，实际上，生姜是一种能提高免疫力的食材。生姜中含有的辣味成分——姜酚能扩张末梢血管，促进血液循环。这样一来，我们的代谢水平就会提升，体温也会随之上升。

为了有效摄取这种健康食材的营养成分，我们可以泡一杯温热的生姜红茶。它的做法十分简单。首先，在杯子里加入温热的红茶（可以使用茶包泡制）。然后，在杯中加入1~2小勺磨好的生姜碎或生姜汁。最后，放入红糖或蜂蜜调味，搅拌均匀，就完成了。如果觉得现磨生姜比较麻烦，也可以使用市面上买到的生姜膏，但其效果相对较差。

当我们喝下一口生姜红茶，马上就能感受到身体由内而外变暖。最好用保温壶盛放，这样我们随时都可以喝到温热的生姜红茶。最佳饮用时间段是早餐前后，午饭和晚饭前，以及泡澡之前。大家也可以尝试通过喝生姜红茶来补充水分。

生姜红茶的做法和功效

① 在杯中倒入
温热的红茶

② 用刨丝器将
生姜磨碎
（1~2小勺）

③ 在红茶中加入姜末，
再加入红糖或蜂蜜，
搅拌均匀

生姜红茶的功效

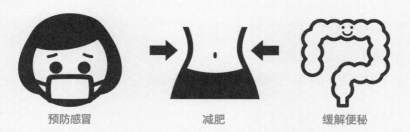

预防感冒　　　　减肥　　　　缓解便秘

生姜红茶具有暖身和利尿的作用，能使多余水分和代谢废物顺利地排出体外，达到"排毒"效果；还能够促进血液循环，有助于减肥，以及缓解头痛、肩酸和便秘。

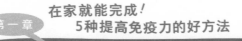

在家就能完成！
5种提高免疫力的好方法

第一章

要 点 回 顾

在私人时间让身体休息！
悠闲度日
放松身心

第2～3页

感到饥饿再进食！
倾听身体的声音
保持健康的饮食生活

第4～5页

在适宜的温水里泡澡！
对身体有益的
泡澡方式

第6～7页

严禁睡眠不足和睡懒觉！
为了提高免疫力
保持7小时以上的睡眠

第8～9页

制作方法简单，对身体有益！
喝生姜红茶
有利于身体健康

第10～11页

第二章

提高免疫力的饮食方法

身体一旦受凉，免疫力就会下降

夏季也要注意体温过低

体温对人体健康非常重要。人体温度维持在36.5～37℃时身体机能最佳。如果体温降低1℃，免疫力大约就会下降30%，基础代谢水平也会下降12%，癌细胞就更容易产生，一系列负面影响也会随之而来。因此，在日常生活中，为了维持体温稳定，重新审视饮食、压力等可能会导致身体变冷的原因，就变得十分重要。

在夏季，更需要注意这一点。因为夏季天气炎热，人们往往不太在意是否受凉，这反而更危险。

一方面，由于天气炎热，人体水分流失得快，人们更偏爱喝冷饮。这样一来，身体受凉，免疫力就会下降。所以建议在喝冰镇饮品时，吞咽之前应先将饮品含在嘴里稍微温一下。另外，大家也需要注意水分摄入过多的情况。胃酸有保护胃不受细菌等影响的作用，饮水过多会导致胃中水分积存，胃酸稀释，从而导致免疫力下降。

另一方面，夏天空调温度经常过低。这会使体温降低，导致免疫力下降。因此，在夏天不宜直吹空调冷风，应该让身体处于适度出汗的温度下。

认识身体变冷的危险

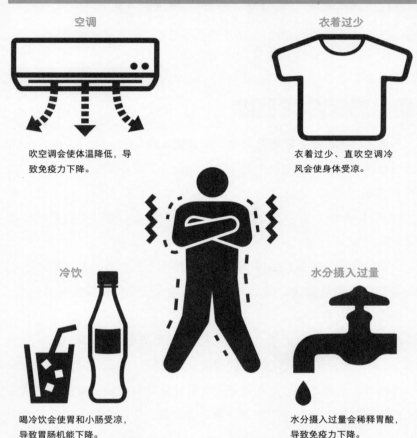

空调

吹空调会使体温降低，导致免疫力下降。

衣着过少

衣着过少、直吹空调冷风会使身体受凉。

冷饮

喝冷饮会使胃和小肠受凉，导致胃肠机能下降。

水分摄入过量

水分摄入过量会稀释胃酸，导致免疫力下降。

身处空调房等温度较低的室内环境时，由于室内外温差较大，自主神经就会发生紊乱。因此即使身处室内，也要注意避免衣着过少、饮用过冰的饮料等情况，防止免疫力下降。

吃得太饱会适得其反

八分饱是长寿的秘诀

自古以来就有"吃饭八分饱，不往医院跑"的说法。如今，人们可以尽情地吃自己喜欢的东西，很多人就会不知不觉地吃得太饱。当我们感到饱腹时，大脑的饱腹中枢会感知到血糖上升，并告诉身体"没有必要再吃了"。如果不加节制，继续吃下去，就会导致肥胖和自主神经失调。

如果身体经常处在饱腹状态，血糖持续上升，我们更容易患上生活习惯病，如糖尿病。同时，免疫机能也无法充分发挥应有的作用，从而导致免疫力下降。

为了保持健康和长寿，请时刻注意"饭吃八分饱"。早饭和午饭间隔5小时以上，在睡前3小时吃完晚饭，这些都是提高免疫力的秘诀。

另外，选择吃什么也很重要，在餐厅吃套餐要比吃拉面或便利店的便当更健康。吃套餐时需要注意米饭的量，无论选择多么健康的配菜，一旦米饭过量就会导致血糖急剧上升，免疫力下降。建议将套餐中的米饭减半，吃不饱的话可以用蔬菜沙拉等来补充。

"胃不闲着" 会降低免疫力

制造餐食间隔

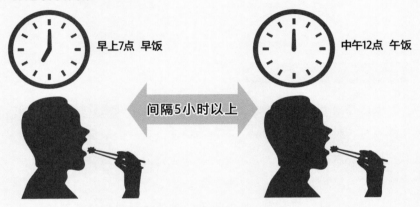

理想的饮食方式是在饥饿时进食。因此两餐之间至少要预留5小时的时间，让胃排空食物。早上和中午要少吃，晚饭要注意吃八分饱，尽量在睡前3小时吃完晚餐。

吃饭注意八分饱

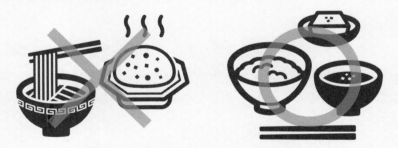

想要健康的饮食，点餐时的选择也很重要。炸猪排盖饭和荞麦面、拉面和半炒饭等经典套餐分量太大，会使糖类摄入超标。带有蔬菜和冷豆腐的套餐是理想选择。此外，还要尽量控制米饭的量。

咀嚼次数越多免疫力越强

吃饭太快只有坏处

无论是早上匆忙出发去上班或上学，还是午间需要在规定时间内完成用餐，我们在很多情况下不得不快速进食。但从免疫力的角度来看，快速进食只有坏处，并无益处。如果吃东西时狼吞虎咽，肥胖和患糖尿病的风险就会增加，从而导致免疫力下降。

如果吃饭时细嚼慢咽，胃肠活动会更加活跃，副交感神经受到刺激，免疫力也会提高。另外，细嚼慢咽可以刺激饱腹中枢，让大脑在适当的时机作出判断，防止吃得过多。

此外，咀嚼会促使唾液分泌，唾液中的过氧化物酶有助于分解致癌物质。同时它还是一种抗氧化物质，在提高免疫力、延缓衰老等方面大有裨益。

除此之外，咀嚼还能帮助我们更好地消化和吸收，有助于预防蛀牙和牙周病。而且咀嚼会锻炼面部肌肉，从而增加血液循环，促进大脑活性，有助于预防阿尔茨海默病。为了健康，请一定要好好地咀嚼食物。

慢慢吃饭有利于提高免疫力

吃饭时
细嚼慢咽

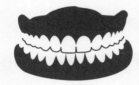

● 有助于食物的消化吸收

● 有助于预防蛀牙和牙周病

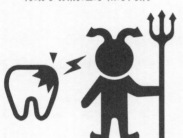

● 刺激大脑，增强大脑活力

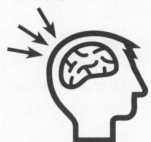

- ● 促使唾液分泌，其所含成分有利于防癌
- ● 防止肥胖
- ● 慢慢吃饭可以缓解压力
- ● 增强咀嚼能力

这些都有助于提高免疫力！

事实上，肠内细菌＝免疫力

人体 70% 的免疫力来自肠道

肠道是人体最重要的免疫器官之一。事实上，人体内 70% 的免疫细胞存在于肠道黏膜内，支持着整个身体的免疫机能，并且肠内细菌能激活这些免疫细胞。

肠内细菌主要分为 3 种类型：有益菌，以乳酸菌为代表，具有促进消化、吸收的作用；有害菌，会减缓肠道蠕动；中性菌，常混迹于优势菌群之中。一般来说，健康的肠道内细菌的平衡比例为 20% 有益菌、10% 有害菌和 70% 中性菌。

为了保持理想的肠道环境，我们应谨慎选择食物，多选择牛蒡和海藻类等富含膳食纤维的食物，多吃米糠酱菜和酸奶之类的发酵食品。其中，纳豆含有丰富的膳食纤维和乳酸菌，能够很好地提高免疫力。

纳豆中的纳豆激酶有助于降低血压、溶解血栓和提高免疫力。纳豆激酶在进食后不会立即发挥作用，而是在饭后 4 小时左右出现活性，并持续 10 ~ 12 小时。因此，最好在晚餐时间，而非早餐时间进食纳豆，因为大家往往不在夜间摄取水分，血液容易变得黏稠，此时吃纳豆其溶解血栓的效果更好。

为什么肠内细菌很重要

保持肠内细菌的平衡很重要

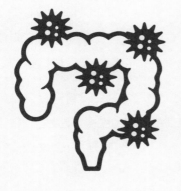

有益菌　　有害菌　　中性菌
2 ： 1 ： 7

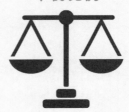

平衡比例

导致肠内细菌失衡的原因

- 膳食纤维摄取不足
- 持续高压的生活
- 暴饮暴食

- 睡眠、运动不足
- 饮食不规律，营养不均衡

改善肠道环境

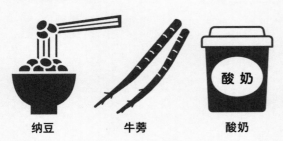

纳豆　　　　　牛蒡　　　　　酸奶

建议每天食用这些有益肠道的食物！

生姜是免疫力的增强剂

烘姜可使药性加倍

生姜含有很多对身体有益的成分。自古以来，不管是西方还是东方，都一直将其作为药物使用，生姜在中药中的使用率超过了70%。

姜有各种各样的吃法，为了增强其功效，有以下几点需要注意。首先，不要剥皮食用，生姜靠近表皮处富含有效成分姜辣素，直接去掉较为可惜。其次，应在低于100℃的温度下进行烹饪。姜醇在超过100℃时会失去作用，所以需要注意用低温烹饪。最后，生姜应在磨碎后的3分钟内食用。如果超过3分钟，生姜中的有效成分的效力可能会减弱。即使是作为调味品使用，也要在快要吃的时候再磨碎。

虽然新鲜的生姜也有足够的功效，但加热和干燥后的生姜中姜酚的含量会增加约10倍，暖身效果更好。这里推荐大家尝试烘姜，在家里就能简单制作。只需将生姜切成薄片，放入烤箱加热烘干即可。做出的姜片可以放入食物和饮料中食用，十分方便。

生姜中的有效成分

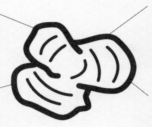

姜酚

辣味成分，有利于促进血液循环、暖身，有很强的杀菌作用。

姜辣素

辣味成分，有利于促进血液循环、增强肝功能、抗氧化、发汗和保暖等。

桉树脑

气味成分，有利于改善便秘、促进排尿、清热解毒、改善疲劳等。

姜油酮

辣味成分，有利于燃烧脂肪、提高代谢水平、促进血液循环等。

增强功效的烘姜的做法

① 把带皮生姜切成厚度为1毫米左右的薄片

② 将切好的生姜铺平摆放，放入80℃的烤箱内加热1小时

③ 取出并在阳光下晾晒一天

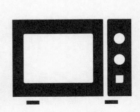

做好后可以用刀切碎或用搅拌机打碎，用于烹饪或泡水饮用。

战胜病原菌的
植物化学物

植物化学物是来自植物的化学成分

　　植物化学物是植物中的天然功能性成分。它们普遍存在于蔬菜和水果具有涩味的外皮之中，有人认为这是无法移动的植物用来保护自己的物质。近年来的研究表明，世界上存在一万多种植物化学物成分，我们平时吃的蔬菜和水果大多含有这些成分。

　　说到代表性成分，首先要提到巧克力和绿茶中的多酚。多酚有极强的抗氧化能力，有利于预防眼睛疲劳和生活习惯病。

　　第二种是有机硫化物。大蒜和芥末中含有这种成分，有利于促进血液循环，降低血液黏稠度，预防动脉硬化。

　　第三种是香菇、海藻中的多糖类物质。它拥有极强的抗氧化能力，也有利于预防生活习惯病。

　　第四种是类胡萝卜素。它多存在于胡萝卜、菠菜之中，有利于刺激免疫细胞，促进细胞活性，从而提高免疫力。

　　吃上述食物时要注意的是，蔬菜和水果可以完整地带皮食用，不需要对涩味做额外处理。例如，将牛蒡泡水以去除涩味，其有效成分就会流失。因此，虽然有些带皮食物口感欠佳，但毕竟含有有效成分，请适当摄入。

主要的植物化学物

多酚

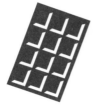

巧克力中含有
可可多酚

茶中含有
儿茶素

有机硫化物

大蒜中含有
大蒜素

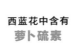
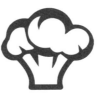

西蓝花中含有
萝卜硫素

多糖类物质

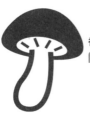

香菇中含有
β-葡聚糖

海藻中含有
褐藻素

类胡萝卜素

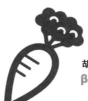

胡萝卜中含有
β-胡萝卜素

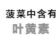

菠菜中含有
叶黄素

预防癌症的
计划性食品金字塔

积极摄入防癌食物

如今，癌症已经成为日本人排名第一的死因。想必所有人都希望能预防癌症。在癌症死亡率的增长早于日本的美国，已经开始相关研究，各种各样的调查表明，"以水果和蔬菜为主的饮食对预防癌症是有效的"。

基于这样的研究，1990年，美国国家癌症研究所公布了包含多种具有预防癌症效果的食物的"计划性食品金字塔"（Designer Foods Pyramid）。越上层的食物，预防癌症的效果越好，而金字塔最顶端的食物就是大蒜。大蒜具有极强的抗氧化作用，有助于清除活性氧，是我们应该积极摄入的蔬菜。

排名靠前的食物不仅可以预防癌症，还可以提高免疫力，预防生活习惯病。这项研究成果发表后，美国人开展了"5 A DAY运动"，即"每天争取吃5份蔬菜和水果"。据说这项运动增加了美国人的蔬果摄入量，降低了癌症死亡率。

计划性食品金字塔

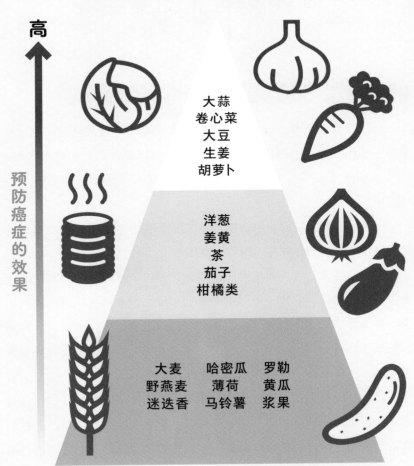

高

预防癌症的效果

大蒜
卷心菜
大豆
生姜
胡萝卜

洋葱
姜黄
茶
茄子
柑橘类

大麦　　哈密瓜　　罗勒
野燕麦　　薄荷　　黄瓜
迷迭香　　马铃薯　　浆果

※ 取自 1990 年美国国家癌症研究所发表内容。

这里列举的食物并不特殊，大家可以在超市等地方买到。尤其是排名靠前的大蒜、卷心菜、生姜，有各种各样的烹饪方法，大家可以变着法儿烹饪，不会厌倦。

吃辣味、酸味、苦味
的食物

通过"对讨厌的食物的应激反应"来提高免疫力

一般辣味、酸味、苦味很重的食物被称为"刺激性食物"。味道过于强烈的食物会令人难以下咽，但恰到好处的刺激会带来美味。虽然人们喜好各有不同，但相信大家都有过"今天特别想吃辣"的想法吧。

这种想吃刺激性食物的心情实际上可能是身体想变得舒畅的信号，因为刺激性食物对身体有很好的排毒功效。

当刺激性食物进入身体时，身体会意识到"进入了讨厌的东西"，并试图将其排出。比如，吃酸的东西会分泌大量唾液，吃辣的东西会感到身体发热，这些都是"对讨厌的食物的应激反应"造成的。这种"对讨厌的食物的应激反应"发生后，副交感神经会占上风，从而使身体放松。这样一来，体温上升，免疫力也会提高。

除了上述效果以外，苦的食物有利于解暑，可缓解夏日倦怠感；酸的食物有利于缓解疲劳，可增进食欲。另外，辣的食物有由内而外暖身的效果，也可对抗寒性体质。不过需要注意的是，刺激性食物不可吃得太多，吃得太多增加肠胃负担。

刺激性食物有给身体排毒的功效

① 吃带有"辣味""酸味""苦味"的刺激性食物

② 试图将其快速排出体外，肠胃活动变得活跃

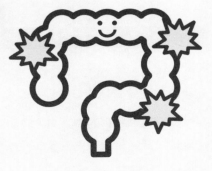

③ 副交感神经占上风，缓解紧张情绪

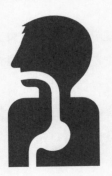

④ 一身轻松，免疫力随之提高

柠檬和话梅等酸味强烈的食物，川菜和韩国料理等辣味强烈的食物，苦瓜等带苦味的食物，都对身体有很好的排毒效果。在感到压力时吃一点，有助于放松身心。

酒精降低免疫力的
真正原因

虽然能缓解压力，但也给身体造成很大的负担

俗话说"酒为百药之长"，适量饮酒能够暖身、助眠，对健康也有帮助。

由于酒中含有的酒精对人体有害，当酒精进入体内，身体就会增加尿量，试图将其排出。这时，副交感神经开始发挥作用，身心会得到放松，免疫力从而提高。

喝醉以后人的心情会变得放松，这能让人与人之间的沟通变得更顺利，也会达到释放压力的效果。但说到底，这些都要以"适量"为前提，过度饮酒会降低免疫力，对人体有害。

喝酒提高免疫力的功效只存在于开始喝酒后的1～2小时内，如果超出这段时间还继续喝酒，交感神经就会受到刺激并持续处于紧张状态，反而会导致免疫力降低。此外，酒精还会妨碍肝脏的活动，抑制生长激素的分泌，从而对身体造成伤害。喝酒时，要在掌握自身酒量的基础上控制饮酒量，至少一周安排两天的休肝日，以免给身体带来负担。

酒精会造成神经递质紊乱

饮酒会对身体造成各种各样的影响

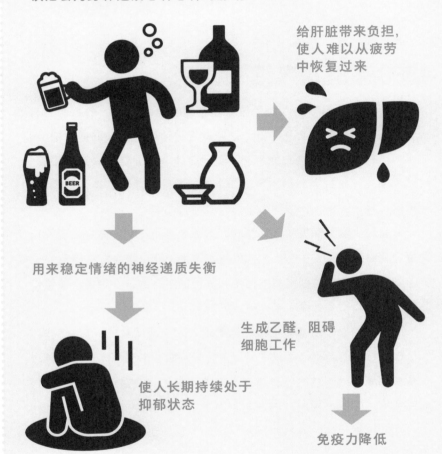

给肝脏带来负担，使人难以从疲劳中恢复过来

用来稳定情绪的神经递质失衡

使人长期持续处于抑郁状态

生成乙醛，阻碍细胞工作

免疫力降低

喝酒时会产生一种叫作乙醛的有害物质，人体内的降解酶可以将其分解。但有的人天生缺少这类酶，对乙醛的分解能力差，无论怎么训练也不耐酒。因此掌握自己的酒量十分重要。

减少糖类摄入
有利于提高免疫力

含糖量高的食物会使血糖上升

最近，越来越多的人为了健康而控制糖类摄入量。摄入糖类后，人体血液中的葡萄糖含量上升，胰腺就会分泌胰岛素来降低血糖。但如果摄入的糖类过多，会使胰腺超负荷工作，继而导致其无法正常分泌胰岛素，无法控制血糖水平。如果人持续处于这种状态，不采取任何措施，最终会患上糖尿病。

一旦患上糖尿病等生活习惯病，人体免疫机能无法充分发挥作用，免疫力就会降低。为了防止这样的情况发生，建议减少糖类摄入。

例如，相比于含糖量高的面条和盖饭的组合套餐，烤鱼套餐更佳。吃饭时建议大家米饭量减半（参照第16页）。

此外，如果想从整体上减少糖类摄入，重新调整一下三餐的内容也是很有帮助的。我推荐仅在早上进行轻断食。早餐喝胡萝卜苹果汁，轻断食结束后的午餐吃荞麦面之类的清淡食物，晚餐可以吃任何你喜欢的食物。胡萝卜苹果汁的制作方法是：将两种食材带皮切成合适大小，榨成汁后根据个人喜好挤入柠檬汁。它的制作方法很简单，大家都可以去试一试。

避免含糖量高的食物

相比于含糖量高的组合套餐，选择营养均衡的套餐更好

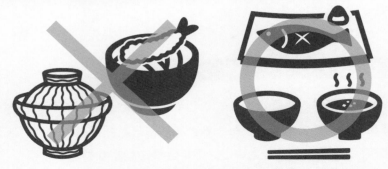

日本料理被认为是比较健康的，但是要警惕像面条、盖浇饭这样含糖量高的组合套餐。不管是哪个国家的饮食，都需要考虑肉、鱼、蔬菜的平衡，选择适合自己的饮食。

仅在早上进行轻断食就有效

早上：喝胡萝卜苹果汁

↓

中午：轻断食后的午餐宜清淡

↓

傍晚：吃任何喜欢的食物

胡萝卜苹果汁还可以根据身体状况自由调整，感到疲惫时可以加入洋葱，感冒时可以加入白萝卜，便秘时可以加入菠菜，都能起到很好的效果。不喜欢胡萝卜味道的人可以多放些苹果。

同样是主食，
应选含糖量低的食物

尽量选择含糖量低的食物

米饭、面包、面条等作为主食的食物都是含糖量高的食物。一说到控糖，大家首先会想到不吃主食。但如果只吃配菜不吃主食的话，最终饮食会以高蛋白食物为中心，可能会导致生活习惯病。

营养均衡的理想搭配是约60%的谷物，约10%的肉类和鱼类，以及约30%的蔬菜和水果。请牢记这个比例。同时为了减少糖类摄入，在食物体积相同的情况下，尽可能地选择含糖量低的食物。

比如，把平时吃的白米饭换成糙米饭和杂粮米饭，每100克就能减少1.4克的糖类。同样地，不选碱水面而选择荞麦面，不选法式面包而选择白面包，这样一来即使是吃分量相同的食物，摄入的糖类也会变少。另外，除了主食以外，绿叶菜、蘑菇、肉、芝士等食物也是不错的选择。

如果摄入的糖类增加，血糖升高，免疫细胞的作用就会减弱。而且，持续处于高血糖状态容易患上传染病，当然这也是肥胖和糖尿病的主要原因。平时吃的东西，我们只要多注意其含糖量，就能在获得进食满足感的同时，变得更加健康，也提高了免疫力。

即使是相同的食物，含糖量也大有不同

米饭

白米饭
（100克中含有35.6克糖类）

糙米饭
（100克中含有34.2克糖类）

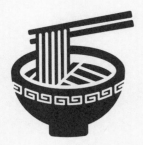

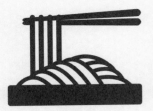

面条

碱水面
（100克中含有27.9克糖类）

荞麦面
（100克中含有24.0克糖类）

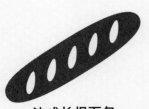

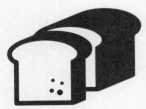

面包

法式长棍面包
（100克中含有54.8克糖类）

白面包
（100克中含有44.3克糖类）

※100 克中的含糖量根据《第七版日本食品标准成分表》计算得出。

饮食记住
"豆麻藻蔬鱼菇薯"

每天出现在餐桌上的食物

如今，社会上泛滥着大量关于健康饮食的信息。这些使人眼花缭乱的信息渐渐让人不知道每天该吃什么样的食物。我在这儿请大家记住"豆麻藻蔬鱼菇薯"。

"豆"是指纳豆、大豆、豆腐等豆类食物，"麻"是指芝麻，"藻"是指裙带菜等海藻类食物，"蔬"是指蔬菜，"鱼"是指鱼，"菇"是指香菇等菌菇，"薯"是指马铃薯、红薯等薯芋类食物。每种食物都含有蛋白质、矿物质、维生素等优质营养素，坚持吃这些食物就能自然而然地保证饮食的健康。

当然，并不是说要集中摄入其中某一类食物，也不是一定要在一天的饮食中涵盖所有的食物。为保证整体的平衡，每天吃2～3种最为理想。这些食材在日本料理中不可缺少，而日本饮食的平衡性也得到了世界范围内的认可。营养均衡的饮食有助于提高免疫力。请牢记"豆麻藻蔬鱼菇薯"，过健康的生活吧！

有助于健康的食物

豆类
富含优质蛋白质、矿物质

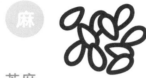

芝麻
富含蛋白质、矿物质、脂质

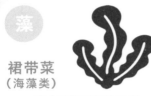

裙带菜
（海藻类）

富含矿物质和铁元素

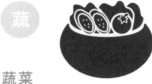

蔬菜
以每天吃350克为宜

鱼
富含人体必需脂肪酸中的不饱和脂肪酸

香菇
（菌菇类）

富含膳食纤维、矿物质和维生素

薯芋类
富含膳食纤维、糖类和维生素C

最能提高免疫力的5种零食

实在想吃零食时就选这些

从饮食健康的角度来看，我们的理想状态是好好吃三餐，三餐之外不吃零食。话虽如此，但相信大家在平时工作和学习的间隙，想要喘口气或感到压力的时候，会突然产生"想吃点东西"的想法吧。这个时候，就吃一些有利于提高免疫力的零食吧。

首先推荐无盐混合坚果。虽然一粒杏仁或核桃的脂肪含量高达50%～60%，但这些脂肪中含有不饱和脂肪酸，有助于降低坏胆固醇，预防生活习惯病。并且坚果还富含膳食纤维、蛋白质、维生素和矿物质等营养素，也有利于提高免疫力。

除此之外，酸奶和乳酸菌饮料有助于改善肠道环境，黑巧克力有助于抑制细胞老化，蔬菜脆片有助于改善蔬菜摄取不足的情况。仔细数来，竟有这么多对身体有益的零食。感到饥饿时，不要过度抑制自己的食欲，吃一些对身体有益的东西也有利于稳定情绪。不管什么食物，吃到稍微感到饱腹即可，严禁过量进食。让我们明智地选择零食，一起享受快乐的零食生活吧。

最能提高免疫力的5种零食

 第1名

混合坚果（无盐）

可以一次性摄取各种坚果，如杏仁、腰果等的营养

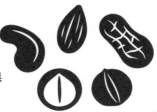

第2名 酸奶

增加有益菌，改善肠道环境，提高免疫力

第3名 黑巧克力

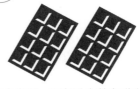

富含多酚，而多酚有抗氧化作用，有助于抑制细胞老化

第4名 乳酸菌饮料

乳酸菌有助于改善肠道环境，提高免疫力

第5名 蔬菜脆片

便于获取平时摄入较少的蔬菜，提高免疫力

3种提高免疫力的下酒菜

不要只吃油炸食品，要选择健康的食物

说到居酒屋的下酒菜，我们很容易联想到炸物等高热量食物。但是如果仔细查看居酒屋的菜单，其实也能够从中找到对身体有益的食物，保证均衡饮食。

首先推荐含纳豆的下酒菜，比如纳豆煎蛋卷、鱿鱼纳豆等。不同的餐馆有各种别出心裁和方便易食的料理。纳豆本身富含蛋白质，还含有有利于改善肠道环境的纳豆菌。此外，使其黏糊的成分——纳豆激酶还有助于降低血液黏稠度。

其次推荐的是鲣鱼半敲烧。鲣鱼当季时，我们在很多餐馆里可以吃到这道菜。鲣鱼半敲烧中富含二十碳五烯酸（EPA），能够促进血液循环，从而提高免疫力。

最后，作为居酒屋的经典菜品，炖煮内脏也对身体有益。除了含有有助于缓解疲劳的B族维生素之外，食客还可以从中摄取有利于提高免疫力的锌元素。

醉酒会抑制能够使人感到饱腹的激素，刺激增进食欲的激素的分泌，从而使人在不知不觉中就吃得过多。所以，应该选择对身体有益的下酒菜，适度地享受喝酒的乐趣。

3种提高免疫力的下酒菜

 纳豆料理

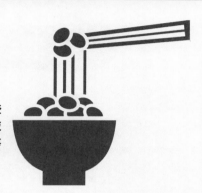

纳豆煎蛋卷和鱿鱼纳豆等。这些料理中的纳豆激酶可以降低血液黏稠度。如果加入生姜和紫苏等食材，其提高免疫力的效果更佳。

 鲣鱼半敲烧

富含EPA，有利于促进血液循环，和洋葱一起食用有利于血管健康，免疫力也会随之提高。

 炖煮内脏

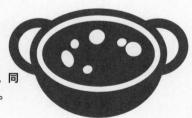

富含B族维生素，有助于缓解疲劳，同时含有锌元素，有利于提高免疫力。

酸 奶

饭后来一杯酸奶

酸奶是在牛奶等鲜奶原料中加入乳酸菌和酵母菌混合发酵而成的。乳酸菌有改善肠道环境的作用，改善肠道环境有助于提高免疫力。除了乳酸菌之外，含有双歧杆菌的酸奶拥有更好的调理肠胃的效果，备受人们的青睐。

提高免疫力的要点

- 乳酸菌能够改善肠道环境
- 抗胃酸能力差，饭后食用为佳
- 和低聚糖一起食用效果更好

　　能通过食用活性微生物来帮助人体改善肠道环境的食品统称为益生菌食品，酸奶就是其中的代表之一。但是乳酸菌的抗胃酸能力较差，因此最好是在胃里有食物时，即饭后食用，这样不容易受到胃酸的影响。由于乳酸菌难以在肠道中停留，因此推荐每天食用酸奶，多多摄入乳酸菌。

　　此外，低聚糖能够促进大肠中的双歧杆菌增殖，与酸奶一起食用效果更佳。

米糠腌菜、泡菜

不要清洗米糠腌菜！

在米糠中加入乳酸菌发酵会产生米糠腌床。米糠腌菜是利用米糠腌床腌制而成的，是一种富含乳酸菌的益生菌食品。同样，泡菜也是蔬菜等食材在用乳酸菌发酵的汤汁中腌制而成的。泡菜也含有丰富的乳酸菌，是有助于提高免疫力的食品之一。

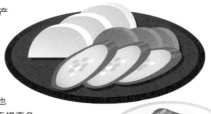

提高免疫力的要点

- 米糠腌菜由乳酸菌发酵制成
- 不用清洗，保留一些米糠食用
- 泡菜汁也可以食用

　　米糠腌菜和泡菜富含乳酸菌，是改善肠道环境、提高免疫力的代表性食物。人们在吃米糠腌菜前通常会用水清洗，但其实，附着在其表面的米糠才是乳酸菌的来源，因此不要洗得过于干净，保留一些米糠一起食用能摄入更多的乳酸菌。也可在食用前用纸巾等轻轻地擦掉米糠。

　　同理，泡菜汁中含有大量的乳酸菌，我们在食用泡菜前不必用力挤压，可以保留泡菜汁一起食用。推荐大家将泡菜作为米饭的配菜或下酒菜食用。

大 蒜

大蒜
一定要切碎！

大蒜以强烈的气味和增强体力的作用而闻名。为了利用这种气味，人们通常将大蒜切碎或磨碎，作为调味料或浇头使用。此外，大蒜一般指的是其球茎部分，但其茎段的蒜薹、大蒜叶等也很受欢迎。大蒜含刺激性物质，注意不要过量食用。

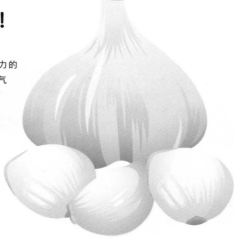

提高免疫力的要点

- 含有植物化学物——蒜氨酸
- 被切开或剁碎后，蒜氨酸会转化为大蒜素
- 大蒜素具有抗菌、抗癌、增强体力等功效

　　大蒜含有植物化学物蒜氨酸，能够转化为大蒜素，起到抗菌、抗癌、增强体力等效果。蒜氨酸通常在大蒜被切开、切碎或磨碎时转换为大蒜素，大蒜被切得越细越碎，蒜氨酸就越容易转化为大蒜素。所以说，大蒜被切得越碎越好。另外，大蒜素在高温加热后会迅速挥发。因此，当大蒜用于烹饪时，应用小火慢慢翻炒，让大蒜素慢慢地溶入油中。

44

西蓝花

西蓝花
要带梗吃！

西蓝花是由卷心菜改良而来的。除了柔软的花蕾（顶端的簇状部分），西蓝花梗部的营养价值也很高，可以食用。西蓝花通常情况下可以煮着吃，但如果是西蓝花的新芽——外观像萝卜芽一样的西蓝花芽苗，也可以直接生吃。

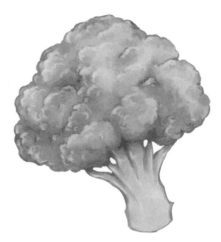

提高免疫力的要点

- 含有植物化学物——萝卜硫素
- 西蓝花芽苗中的萝卜硫素含量高达西蓝花的6倍
- 梗部富含维生素C

西蓝花的魅力就在于它富含萝卜硫素。这是一种具有极强抗氧化作用的植物化学物，已被证明具有解毒和抗癌作用。萝卜硫素在西蓝花芽苗中含量特别高，是西蓝花的6倍！

此外，西蓝花还有一个特点就是富含维生素C，而梗部维生素C含量更高。这部分纤维丰富，比较硬，烹饪的时候可以先煮梗部，再把花蕾放入水中。

卷心菜 做成酸菜吃
比生吃好

卷心菜是一种叶菜，可以拌沙拉生吃、煮着吃或者炒着吃，深受人们喜爱。它以含有植物化学物萝卜硫素和 β-胡萝卜素，富含维生素C而闻名。它还含有维生素U——能够保护胃黏膜，同时也是日本一种著名的肠胃药的主要成分。

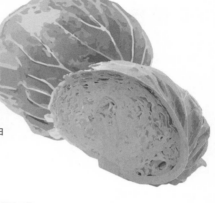

提高免疫力的要点

- 富含萝卜硫素和β-胡萝卜素
- 利用乳酸菌发酵可做成德式"酸卷心菜"
- 单用醋进行腌制的醋卷心菜也有减肥效果

虽然卷心菜本身营养含量已经很高了，但如果将卷心菜做成德式"酸卷心菜"食用的话，还能进一步提高免疫力。

制作方法非常简单：在切成丝的卷心菜（半个）上撒上2克盐，放入瓶中保存即可。腌制一周左右后，它会在乳酸菌的帮助下发酵，变成酸味十足的益生菌食品。

此外，也有用醋腌制卷心菜的做法，即"醋卷心菜"，其因有助于预防高血压和减肥而受到人们关注。

胡萝卜

胡萝卜
要带皮吃

胡萝卜是一种富含 β-胡萝卜素的黄绿色蔬菜。β-胡萝卜素除了有抗氧化作用，还会根据身体需要转变为维生素A。维生素A有保护皮肤和黏膜的作用，对提高免疫力非常重要。市面上也有带叶子的胡萝卜售卖，但叶子主要含有的是维生素C。

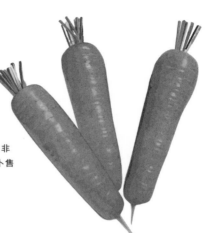

提高免疫力的要点

- 富含具有强抗氧化能力的β-胡萝卜素
- 靠近表皮处含有植物化学物花青素
- 花青素能预防癌症和生活习惯病

　　除了 β-胡萝卜素，胡萝卜中还富含花青素，其属于多酚的一种。据了解，花青素与 β-胡萝卜素一样具有抗氧化作用，有助于预防癌症和生活习惯病。花青素在靠近表皮的地方最为丰富，所以不削皮、直接吃胡萝卜，效果是最理想的。

　　另外，β-胡萝卜素和油一起食用有助于吸收。比如用油炒胡萝卜做成金平牛蒡，或浇上沙拉调味料生吃效果都很好。如果要煮，建议先用油炒一下再炖煮。

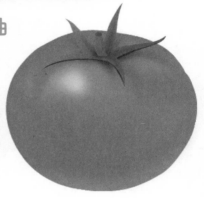

番 茄

熟透的番茄和油
是最佳搭配

熟透了的鲜红番茄不仅鲜甜易食，
而且在成分上也优于刚成熟的番
茄。番茄中含有植物化学物番茄红
素，其含量越高，番茄颜色就越
红。番茄完全成熟的标志是颜色鲜
红，软硬适度。稍硬的番茄常温放置
1~2天即可食用。

提高免疫力的要点

- 富含植物化学物番茄红素
- 番茄的红色是番茄红素带来的，鲜红熟透的番茄食用
  效果最佳
- 富含β-胡萝卜素和维生素C，有助于提高免疫力

番茄所含的番茄红素是一种具有抗氧化作用的植物化学
物，其抗氧化能力约是β-胡萝卜素的2倍。建议食用熟得
发红、富含番茄红素的番茄。

建议番茄红素和油一起食用，更利于吸收。番茄经常与
橄榄油搭配，这种搭配十分有利于番茄红素的摄取。

另外，番茄中不仅含有番茄红素，还含有有利于保护皮
肤和黏膜的β-胡萝卜素，以及促进NK细胞活性的维生素C。
这些成分都有利于提高免疫力。

洋葱、大葱

洋葱切碎后应**放置15分钟**

洋葱和大葱特有的辣味来自植物化学物大蒜素。大蒜素是在洋葱或大葱被切开或切碎时产生的，有抗氧化、抗癌等功效。另外，大葱的葱白部分和葱绿部分营养成分不同，葱白富含具有抗菌作用的葱酶，葱绿富含β-胡萝卜素和维生素C。

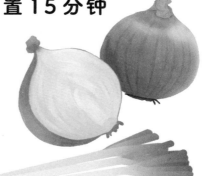

提高免疫力的要点

- 切开能够破坏细胞，从而产生植物化学物大蒜素
- 大蒜素不耐高温，建议将洋葱和大葱切开后放置15分钟食用
- 葱白含具有抗菌作用的葱酶

　　和大蒜一样，洋葱和大葱中也会出现蒜氨酸转变为大蒜素的情况。大蒜素一经加热会遭到破坏，不过将洋葱和大葱切开后放置15分钟左右再进行烹饪，可以防止这种情况发生。

　　此外，洋葱和大葱泡水后会流失大蒜素，如果想降低辣味，建议将它们在空气中放置15分钟左右。

　　大蒜素还有助于维生素 B_1 的吸收。维生素 B_1 是产生能量不可缺少的营养素。猪肉富含维生素 B_1，可以和洋葱、大葱一起食用。

彩 椒

食用多种
颜色的彩椒

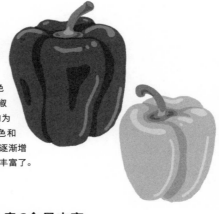

彩椒可以出现绿色、红色和黄色
等多种颜色，但不同颜色的彩椒
都属于同一品种。成熟前收获的为
绿色，成熟着色后收获的为红色和
黄色。随着颜色的加深，营养也逐渐增
加。不过，青椒的营养已经十分丰富了。

提高免疫力的要点

- β-胡萝卜素和维生素C含量丰富
- 彩椒的颜色不同，其所含的营养物质也不同
- 除了常吃的青椒，也要吃红椒和黄椒

彩椒富含植物化学物 β－胡萝卜素和有助于促进NK细
胞活性的维生素C。不过，彩椒颜色不同，其所含的营养物
质也不同，红椒含有较多的 β－胡萝卜素和维生素C，黄椒
则富含 α－胡萝卜素和维生素C。

青椒的营养价值虽不如红椒、黄椒，但仍然含有丰富的营
养物质，而且最大的优势是价格便宜。平时经常吃青椒的人，
偶尔也可以吃一些红椒和黄椒，这样可以更有效地摄取营养。

另外，β－胡萝卜素是脂溶性的，和油一起食用更利于
吸收。

牛 蒡

适度去除
牛蒡的涩味

牛蒡是一种拥有独特口感的根茎类食物。如果不去除涩味使用，料理就会发黑变苦，但这种黑色成分正是重要的植物化学物——单宁和绿原酸。另外，牛蒡中富含水溶性膳食纤维菊粉，这些成分在牛蒡的表皮部分含量很高。

提高免疫力的要点

- 含有单宁和绿原酸，具有抗氧化作用
- 表皮中单宁和绿原酸含量高，是涩味的来源
- 从提高免疫力的角度来看，最好不剥皮、不去除涩味

牛蒡的表皮部分含有很多重要成分，所以直接去皮较为可惜。建议处理时用刀背轻轻刮除表皮。

此外，牛蒡的涩味很重，所以一般会泡水去除涩味，但这样一来单宁、绿原酸、菊粉等重要成分也会流失。因此，要去除涩味的话，用水涮一涮即可。

牛蒡在烹饪前，可以先用微波炉稍微加热（500瓦，40秒左右），其抗氧化作用会变得更强，提高免疫力的效果也会更好。

每天食用莲藕

莲藕是荷花的地下茎，是一种富含单宁和绿原酸的根茎类食物。和牛蒡一样，它作为炒菜和炖菜的食材而为人所熟知。除此之外，还可以将其做成粉末撒在菜上，或磨碎后放入肉馅中做成汉堡肉饼，烹饪方法多种多样。此外，莲藕的维生素 C 含量也很丰富。

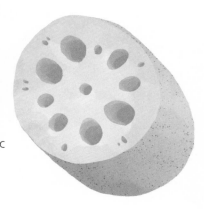

提高免疫力的要点

- 和牛蒡一样富含单宁和绿原酸
- 这些成分有助于缓解花粉过敏等过敏反应
- 坚持每天食用可以改善体质

　　花粉过敏是常见的过敏反应之一，是由免疫细胞对花粉产生过多的抗体而引起的。莲藕中的单宁和绿原酸有助于抑制这些抗体的产生，从而达到缓解花粉过敏的效果。

　　但与药物不同，莲藕并没有立竿见影的效果，所以需要坚持每天食用。每天吃 25～30 克莲藕就足够了，据说坚持吃 3 个月后，体质会得到很大的改善。

　　另外，这些成分多存在于表皮及其附近，所以最好不要削皮，用水洗净后即可食用。

肉 类

吃肉时
不偏食

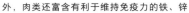

肉类作为一种主菜为人们所喜爱，是身体蛋白质的重要来源。此外，肉类还富含有利于维持免疫力的铁、锌等矿物质。说到肉，牛肉、猪肉、鸡肉最具代表性，且有大腿肉、五花肉等各种部位的肉，种类千差万别。大家要注意各种肉的营养价值的区别。

提高免疫力的要点

- 牛肉、猪肉、鸡肉的氨基酸构成各不相同
- 猪肝和鸡肝含丰富的铁，牛肉整体锌含量高
- 猪肉富含有利于保护皮肤和黏膜的维生素B_1

　　要提高免疫力首先要有一个好身体。因此，富含蛋白质的肉类是餐桌上必不可少的一部分。

　　牛肉、猪肉和鸡肉等肉类的氨基酸（构成蛋白质的成分）构成各不相同，营养价值也有所不同。猪肝和鸡肝的铁含量高，牛肉的锌含量高。大家应该均衡地食用每一种肉，不要偏食其中一种。

　　另外，肉类中的铁和维生素C一起摄取更有利于吸收。所以如果将肉类与富含维生素C的蔬菜或水果一起食用，效果会更好。

牡 蛎

吃牡蛎时加上**柠檬汁**

牡蛎含有多种营养素,如糖类、蛋白质以及锌、钙等矿物质,因此被称为"海中牛奶"。其锌的含量在所有食品中名列前茅。此外,中餐中常用的蚝油就是用牡蛎熬制的汁液所制成的调味料。

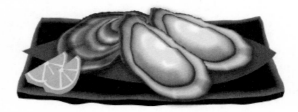

提高免疫力的要点

- 锌含量在所有食品中名列前茅
- 锌在皮肤和黏膜的新陈代谢过程中不可或缺
- 加柠檬食用更有利于锌的吸收

　　锌是皮肤和黏膜新陈代谢过程中不可或缺的重要营养素。缺锌会导致人体免疫力下降,更容易被病菌和病毒入侵,而牡蛎的锌含量很高,所以建议多吃一些牡蛎来补充锌。

　　食用时,推荐在牡蛎上浇上柠檬汁或酸橘汁等。它们所含的维生素C和柠檬酸能促进锌的吸收。

　　用牡蛎熬制而成的蚝油也含有大量的锌,这是中餐常用的酱汁,用在其他种类的菜品上也十分有效。

鸡 蛋

每天至少吃一个
鸡蛋

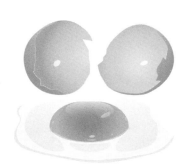

鸡蛋富含蛋白质、脂质以及钙、铁、锌等矿物质，还有丰富的维生素，简直是全能食物。关于鸡蛋的食用量，目前说法不一，有人以为"一天最多吃一个"，有人认为"实际上没有上限"，但最新的饮食摄取标准已经修改了"避免摄取过多"的说法。

提高免疫力的要点

- 塑造健康身体少不了鸡蛋的优质蛋白质
- 富含维生素、铁等
- 在不过量食用的前提下建议多吃

　　鸡蛋含有有利于发育的蛋白质和其他多种营养素，对提高免疫力不可或缺。

　　说到鸡蛋，以前大家都担心吃鸡蛋会导致胆固醇摄取过多，但实际上胆固醇是形成细胞膜的重要物质，摄取不足会导致免疫力下降，增加患病风险。胆固醇是重要的营养素，因此在不过量食用的前提下建议多吃鸡蛋。

　　另外，有些烹饪方法只使用蛋黄，因鸡蛋的营养几乎都集中在蛋黄上，所以也没有太大问题。总之，请尽量每天吃一个鸡蛋吧。

香蕉

青香蕉、熟香蕉
都可以食用

根据日本香蕉进口协会的调查，香蕉从2005年到2020年连续16年获得日本人"常吃水果"第一名。原因可能是它食用方便，并且含有大量钾、镁等矿物质。此外，它还含有低聚糖，有利于增加肠内有益菌，与酸奶非常相配。

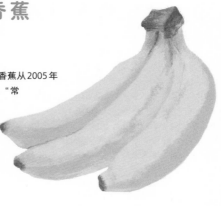

提高免疫力的要点

- **青香蕉富含抗性淀粉，有改善肠道环境的作用**
- **熟香蕉有助于增加白细胞数量**
- **和酸奶搭配食用效果很好**

香蕉分为青皮的未完全成熟的香蕉和黄皮且表面有黑斑的成熟香蕉，两者对健康的影响也有所不同。

未完全成熟的香蕉富含抗性淀粉这种膳食纤维，具有改善肠道环境的作用，而成熟的香蕉能够促进白细胞的增加，有利于提高免疫力。

此外，香蕉中的低聚糖到达肠道后能够促进双歧杆菌增殖。因此，推荐将香蕉和含有双歧杆菌的酸奶一起食用，效果更佳。

另外，据说香蕉冷冻成熟后，其多酚含量会增加。

柑　橘

柑橘的皮**也有用**

虽然近年来香蕉的社会消费量高于柑橘，但柑橘自古以来一直是深受日本人喜爱的水果。除了富含维生素C外，还含有植物化学物 β－隐黄素。大多数柑橘在秋季和冬季收获，是一种在寒冷季节流行的水果。

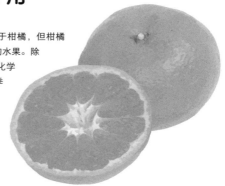

提高免疫力的要点

- **丰富的维生素C能增强NK细胞活性**
- **含有具有抗氧化作用的β－隐黄素**
- **部分橘皮营养价值极高**

说到柑橘，大家首先会想到其丰富的维生素C含量。维生素C是一种重要的营养素，能够促进NK细胞活性，预防感冒和其他传染病。

此外，柑橘中还含有植物化学物 β－隐黄素。这是一种具有抗氧化作用的物质，能够清除导致衰老和癌症的活性氧。

这些营养素大多包含在橘皮部分，可以的话建议连表皮一起食用，但这可能不太现实。不过，如果将表皮晒干制成陈皮，就可以和各种食品一起搭配食用了。

果 干

建议食用
不添加白砂糖的果干

果干是将水果脱水（如晒干）后保存下来
的食物。葡萄、杏、橙子等水果都是果
干原料。它最大的特点就是直接浓
缩水果的营养，富含膳食纤维。
由于几乎不含水分，所以不易滋
生腐败细菌，可以长期保存，这
也是其优点之一。

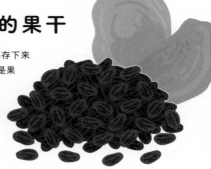

提高免疫力的要点

- 浓缩水果营养，富含膳食纤维
- 连果皮也能吃，营养丰富
- 注意不要过量食用，以免摄取过多糖类

　　由水果脱水制成的果干，是一种便于摄取水果营养的食物。虽然原料不同，其所含的营养素也有所不同，但无论哪种果干都含有丰富的膳食纤维。膳食纤维可以增加有益菌，有助于改善肠道环境，因此和免疫力有着密切关系。另外，由于果干通常由水果整个脱水制成，所以食用果干时也能吃到营养丰富的果皮。

　　话虽如此，但果干的原料本来就是甜味水果，吃多了会导致糖类摄取过量，特别是添加了白砂糖的果干。因此，建议大家适量食用不添加白砂糖的果干。

绿 茶

热绿茶和冷绿茶功效不同

茶中含有一种名为儿茶素的多酚，如绿茶这样的优质饮品中就含有4种儿茶素。儿茶素是一种植物化学物，具有抗氧化作用，同时也是造成茶涩味和苦味的原因。此外，茶中还含有维生素C、咖啡因等有效成分。

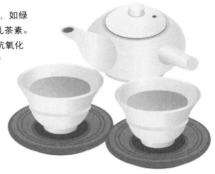

提高免疫力的要点

- 含有植物化学物儿茶素
- 热茶中的儿茶素可以缓解过敏反应
- 冷茶中的儿茶素可以提高巨噬细胞活性

根据热水泡茶或冷水泡茶的方式不同，绿茶中含有的儿茶素的功效也会出现差异。

热水泡茶会提取大量表没食子儿茶素没食子酸酯，有助于缓解花粉过敏等过敏反应。此外，其抗氧化作用也能够提高免疫力，功效是维生素C的十几倍。

而冷水泡茶会提取大量的表没食子儿茶素，它能提高巨噬细胞活性以及对病原菌等的抵抗力。目前已知其应对大肠杆菌O157:H7和脚气致病菌等十分有效。

在味噌汤
和牛奶中加醋

众所周知，醋有益健康。也有事实证明它是一种健康食物，能够减缓血糖上升速度，减少内脏脂肪，改善肠道环境。醋是在酒精中加入醋酸菌后进一步发酵制成的，有分解酒精的能力。这也是它适合在酒后食用的原因。

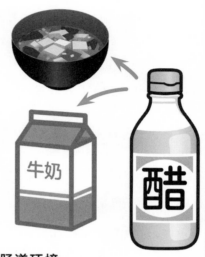

提高免疫力的要点

- 促进钙吸收
- 醋含有的醋酸可以改善肠道环境
- 含有醋酸菌的黑醋等可以缓解过敏反应

　　醋有各种各样的保健功效，在免疫方面最显著的一点是能促进钙的吸收。醋能溶解食物中的钙，使其更容易吸收。因此，醋和钙含量丰富的食品一起食用效果更佳。可以试着在贝类味噌汤或牛奶中加入一勺醋。

　　此外，为了使外观更加清澈，商家会在售卖前过滤掉醋酸菌，但黑醋中的醋酸菌在一定程度上得到了保留。这种醋酸菌被认为有缓解过敏反应的功效，因此，食用黑醋也作为一种应对花粉过敏的方法而受到关注。

杏 仁

"123运动"：
一天吃23粒

近年来，随着人们健康意识的提高，坚果比其他休闲零食更受人们青睐。坚果可以作为零食、下酒菜，因其食用方便而深受人们喜爱。杏仁是一种常见的坚果，营养价值很高，除了富含膳食纤维外，还含有维生素E、矿物质、多种植物化学物以及对身体有益的油酸。

提高免疫力的要点

- 膳食纤维可以改善肠道环境
- 富含具有强抗氧化作用的维生素E
- 含有β-胡萝卜素和类黄酮等植物化学物

杏仁营养丰富，其所含的营养物质中最值得注意的就是维生素E。维生素E有助于抑制活性氧，防止细胞老化。杏仁中含有大量的维生素E。

杏仁还有一个优点是膳食纤维含量高，少量食用也能产生明显的饱腹感。美国有提倡一天吃23粒杏仁的"123运动"，大家可以按照这个量吃。

另外，为了避免摄取过多的盐，相比于调味杏仁，我更推荐原味杏仁。

提高免疫力的食物清单

前文介绍了一些有利于提高免疫力的食物。其实，还有更多的食物能够在身体不适时发挥作用。

感冒

酸奶

土豆

胡萝卜

大葱

洋葱

番茄

柠檬

橙子

菠菜

卷心菜

西蓝花

花菜

牛肝

猪肝

鸡肝

鳗鱼

韭菜

大蒜

生姜

黄芥末

醋

慢性疲劳

胡萝卜

土豆

洋葱

酸奶

香蕉

柠檬

橙子

杏仁

菠菜

小松菜

卷心菜

牛肉

牛肝

猪肝

鸡肝

大蒜

蛤蜊

蚬

羊栖菜

醋

眼睛疲劳、充血

芹菜

蛤蜊

茄子

卷心菜

胡萝卜

南瓜

裙带菜

纳豆

芝士

番茄

猕猴桃

橙子

柠檬

苹果

猪肝

红豆

生姜

芝麻

木鱼花

橄榄油

草莓

胡萝卜

菠菜

茼蒿

小松菜

西蓝花

韭菜

牛肝

猪肝

鸡肝

青花鱼

秋刀鱼

鳗鱼

皮肤干燥

口腔炎症

体寒

胡萝卜

土豆

大葱

洋葱

卷心菜

纳豆

芝士

猕猴桃

香蕉

生姜

芥末

干辣椒粉

红辣椒酱

胡椒

味噌

纳豆

土豆

胡萝卜

大葱

洋葱

菠菜

小松菜

紫苏

红肉

猪肝

鸡肝

鲣鱼

蛤蜊

蚬

大蒜

卷心菜

秋刀鱼

蚕豆

腰痛

韭菜

秋葵

青花鱼

花粉过敏

洋葱

莲藕

番茄

金针菇

紫苏

芝麻

酸奶

绿茶

胃痛、胃炎

白菜

豆腐

芦笋

肠道不适

酸奶

牛奶

香蕉

猕猴桃

苹果

蒟蒻

土豆

胡萝卜

纳豆

芝士

生姜

梅干

肩酸

萝卜

茄子

杏仁
大蒜
羊栖菜
红豆
寒天

不安、焦虑

薤头
红薯
柑橘

食欲不振

白发、脱发

毛豆
南瓜
玉米

长蒴黄麻
西蓝花
黑芝麻

失眠

洋葱
小青菜
牡蛎

要 点 回 顾

为了提高免疫力
要在饮食方式上
稍加用心

第14~19页 ➤

选对身体有益的食物！
明智选择
享用美味

第20~27页 ➤

糖类、酒精、刺激性食物
了解其功效
和对身体的影响

第28~35页 ➤

不再纠结吃什么
零食、下酒菜、小菜
的不二之选

第36~41页 ➤

提高免疫力的食物
推荐每天摄入

第42~65页 ➤

第三章

通过生活习惯和运动提高免疫力

上下耸肩运动非常有效

肌肉僵硬会导致免疫力下降

相信大家都有过这样的经验：长时间伏案工作或学习，等意识到时自己的颈部和肩部周围已出现不适，有紧张感，肌肉僵硬。我经常听到平时坐办公室的人抱怨肩膀僵硬、发冷，常发生偏头痛等。

从姿势上看，坐姿比站姿更轻松，但坐姿会减少身体活动，使得肩颈部的肌肉变僵硬，从而导致全身的血液循环变差。如果每天持续这样的状态，那么出现肩膀僵硬、发冷等不适症状也就不奇怪了，最终还可能导致免疫力降低。

那么，如何避免这样的情况发生呢？因为我们在坐着的时候一直保持相同的姿势，所以需要定期活动身体，舒展全身的肌肉。推荐大家做广播体操这种简单的全身运动，但如果是在周围人较多的办公室或学校，"上下耸肩运动"（参照下一页）更合适，只需坐在椅子上就能完成。以肩颈为中心活动上半身的肌肉，可以促进血液循环，既能预防肩酸还能暖身。在看电视、做家务的间隙也可以做这项运动，请注意一定要定期活动身体。

放松肩部提高免疫力

① 两手放在肩膀上

② 两手肘在胸前相贴
并缓缓向上提

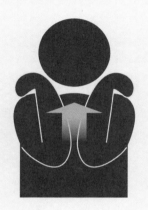

③ 手肘抬高到脸部后
再缓缓向下落

④ 将步骤①~步骤③
重复多次

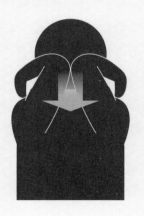

运动时的注意事项

- 无须强行使两手肘相贴
- 注意挺直背部，使整个
肩膀转动
- 在力所能及的范围内保
持缓慢动作

扫地也能提高免疫力

每天扫地也是一种运动

"虽然想开始一项运动，但就是腾不出时间……"相信很多人都有这样的想法。通过锻炼来活动身体既能弥补运动量的不足，还能有效地缓解压力，转换心情。特别是对每天都忙碌的人来说，这再好不过了。但也有不少人在下定决心开始时，因为时间、费用等各种原因而放弃。

有上述情况的人可以试着将做家务变为一种锻炼。其中，扫地不需要花一分钱，立刻就能开始。

虽说如今的吸尘器轻巧易操作，吸力强大，让打扫变得轻松了很多，但咱们可以试着把它换成扫帚和簸箕。当我们仔细打扫房子的每一个角落时，光重复蹲下清扫垃圾和灰尘的动作就已经能产生相当大的运动量。如果打扫木地板或榻榻米，清扫除尘之后我们还可以用抹布擦地或拖把拖地，运动量就会更大。尤其是用抹布擦地，这是一种全身有氧运动，运动强度远高于步行，据说与划艇差不多。一天只擦拭一个房间就可以得到充足的锻炼。所以请每天坚持锻炼肌肉力量，增强我们的免疫力吧。

打扫有时也是一种很好的运动方式

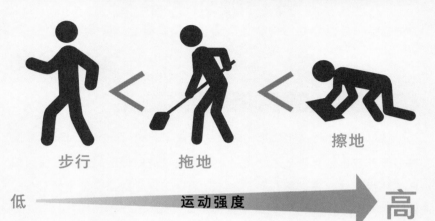

步行　＜　拖地　＜　擦地

低　运动强度　高

使用抹布或拖把清洁地面能活动到全身的肌肉，在平时的打扫活动中属于运动强度相当高的一类。当不能在室外锻炼或步行时，只需将平时的扫地改为使用抹布擦地，就能获得很好的锻炼效果，提高肌肉力量和免疫力。

擦地的运动强度和
划艇及低强度肌肉训练几乎相等

早上用能量姿势
开启顺利的一天

每天早上保持这个习惯，抗压能力更强

从早上开始就情绪低落，对什么都提不起劲；一想到面试、会议等重要的安排就会紧张焦虑……大家有过这样的经历吗？当你面对高压和焦虑，快要失去信心的时候，就用冲出逆境的"能量姿势"来重振信心，转换心情吧。

能量姿势是由美国哈佛大学商学院管理学副教授、社会心理学家艾米·卡迪提出的一种自我鼓舞的动作。只要做 2 分钟的能量姿势，脑内激素睾酮就会增加，从而促进激素平衡，这可以让人从消极变得积极，缓解不安，充满自信。

能量姿势没有固定的姿势和动作，它可以是所有能让自己振作起来的强有力的姿势。比如，握拳举起的胜利姿势（Guts Pose）、拳击的战斗姿势、手叉腰挺胸、张嘴大笑，这些都是不错的选择。将其变成一种习惯，每天早上做 2 分钟，就可以恢复精神，增强自信和勇气，减轻压力。

用能量姿势增强自信和勇气

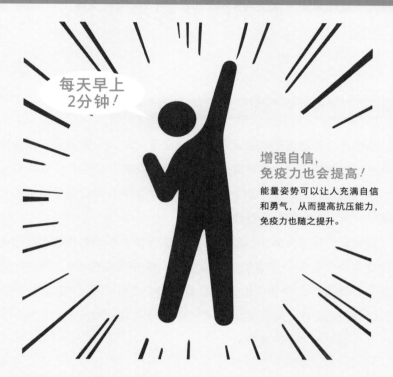

增强自信，
免疫力也会提高！

能量姿势可以让人充满自信
和勇气，从而提高抗压能力，
免疫力也随之提升。

只要是强有力的姿势就OK！

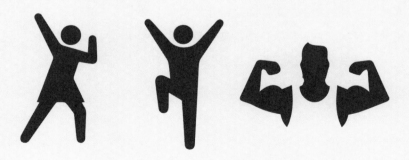

不要久坐，
时不时站起来转换心情

日本人坐在座位上的时间排名世界第一

　　相信在办公室工作的人大多是一直坐着的吧。有的人除了午休和上厕所从不离开座位，真可谓久坐强者……但是，正如第68页所提到的，长时间坐在座位上不仅会增加肌肉的紧张感，还会导致全身的血液循环变差，对身体毫无益处。

　　澳大利亚悉尼大学针对世界上20个国家的人平均每天坐在座位上的时间进行了调查，结果显示日本人平均每天在座位上的时间长达7小时，一天近一半的活动时间都坐着度过。此外，另一项调查显示，一天坐6小时以上的人与不满3小时的人相比，死亡率会高出20%。久坐成了威胁人类健康的重要因素。

　　久坐带来的最严重的影响是血液循环变差。人体下半身有被称为"第二心脏"的小腿，还有几处大肌肉群，长时间坐着会迫使血液循环变缓，扩展到全身后会导致肌肉代谢降低，甚至可能会引起心肌梗死、脑血管疾病、糖尿病等疾病。当你沉浸在工作中时可能会忘记这一点，但为了健康考虑，建议养成每隔一小时站起来活动身体的习惯。

久坐会增加死亡率

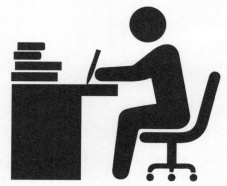

在办公室
一天坐**6小时**以上的人

与一天坐
不满3小时的人相比
死亡率

高出约**20%**

一天中坐着的时间越长，死亡率就越高，三大疾病（癌症、心脏病、脑血管疾病）的发病率就越高。

每30分钟至1小时就需要站起来
做伸展运动或屈伸运动

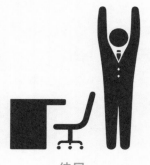

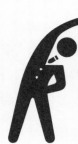

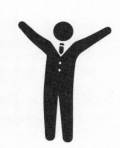

伸展　　　　　拉伸　　　　　深呼吸

仅仅是端正姿势
也能提高免疫力

正确的姿势会提高免疫力

只要是背部挺拔、姿势端正的人，即使年事已高也会显得很年轻，充满活力。实际上并不只是看起来如此。事实证明，背部挺拔的正确姿势可以提高免疫力，有利于保持年轻。

相反，驼背、姿势不好的人看起来会比实际年龄更老、更累。长期保持不良姿势会使全身血液循环变差，从而导致体温下降，免疫力降低。

另外，背部蜷缩、头部前倾的姿势会使身体不平衡，增大颈部和背部的压力，这也是颈部周围淋巴流动迟缓的原因。由此，身体处于容易堆积疲劳的状态，在实际生活中容易感到疲劳，而且也更难消除这种疲劳感。

一旦将不良姿势变成习惯，就更不易改善。因此平时要经常注意自己的姿势，检查自己是否驼背、头部是否前倾超过肩膀等。

特别是坐着工作和学习的时候，我们很容易在不知不觉中驼背。请多多注意，自我检查，让我们一起拥有正确姿势，在保持良好体态的同时提高免疫力吧！

姿势不良会影响外表

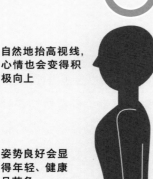

自然地抬高视线，心情也会变得积极向上

姿势良好会显得年轻、健康且苗条

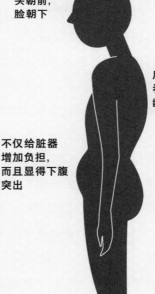

头朝前，脸朝下

肩膀和后背蜷缩，看起来比实际年龄更老

不仅给脏器增加负担，而且显得下腹突出

仅仅是姿势不同，看起来年龄竟相差**10岁？！**

不良的姿势会给身体带来额外的负担，还会导致**免疫力降低**

快走能提高免疫力

推荐步行的 4 个理由

为了维持苗条且健康的身体，为了保持年轻，每天适度的运动是必不可少的。但是定期去健身房或开始一项新的运动，既花钱又花时间，并不是那么容易坚持的。对于本来就不太擅长运动或不好意思和别人一起运动的人来说就更难了。推荐有上述情况的人尝试步行这项运动。步行时你不用在意周围人的目光，随时可以轻松地开始，因此步行是最切实有效的有氧运动之一，广受欢迎。

但步行并不等于单纯的走路，而是有意用比平时更快的速度"快走"，同时手臂也随之大幅度地前后摆动，这样我们就可以进行有效的全身有氧运动。最佳的走路速度是到能让人微微喘气的程度，以男性每天走 9000～10000 步，女性每天走 8000～9000 步为佳。

每天坚持步行，能提高下半身的肌肉力量，通过增加血流量来增强心肺功能，有助于促进脑功能的活性。另外，如果在步行的同时避免高热量饮食，我们还可以减肥。

快走更健康

① 适当的刺激能提高肌肉力量

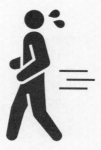

快走能适当刺激下半身的肌肉，有助于提高肌肉力量，改善驼背。

② 促进全身血液循环，增强心肺功能

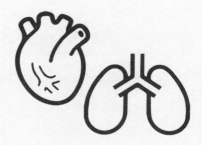

快走能使心率上升，促进全身血液循环，增强心肺功能，还有助于防止血管老化。

③ 健康减肥

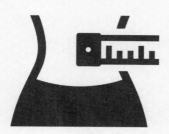

有意识的快走比正常步行速度更快，从而能够消耗更多热量，实现有效减肥。

④ 降低阿尔茨海默病的患病风险

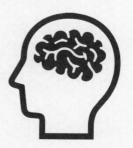

心率上升的同时会促进脑部血液循环，促进脑功能活性。阿尔茨海默病的患病风险也会因此降低。

晚饭后进行低强度运动

晚饭后 30 分钟至 1 小时，进行低强度运动

上一页介绍了一种简单运动——步行及其效果，但并不是每天光步行就可以了。在一天中存在活动身体的最佳时间段，即"黄金时段"，在这个时间段进行运动，能获得比平时更好的效果。

这个黄金时段就是晚饭后 30 分钟至 1 小时，时长大约半个小时。这里的重点在于"晚饭后"，在这个时间段进行低强度的运动可以将通过饮食摄入的糖类转化为能量消耗，抑制血糖的急速上升。另外，睡前低强度活动有利于释放压力，运动后的轻度疲劳和体温上升有助于提高睡眠质量。

包含上、下班路上的步数在内，一名成年男性一天的平均步数约为 7000 步，距离理想步数还差 2000~3000 步。用晚饭后的低强度步行来弥补不足的部分，可以保证一天所需的运动量，同时还可以防止由压力过大引起的免疫力下降，可谓一举两得。请一定要有效利用晚饭后的 30 分钟。

饭后的有氧运动可以促进健康

① 提高睡眠质量

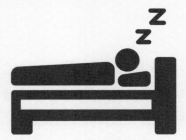

体温上升，免疫力也随之上升

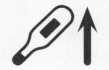

② 抑制血糖上升

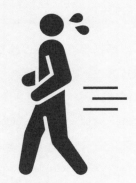

将糖类转换为能量

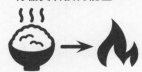

③ 改善自主神经失调

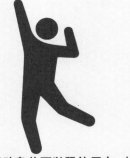

活动身体可以释放压力，从而调节自主神经

原地踏步也OK

抽不出运动时间时推荐原地踏步，可以一边做家务一边完成。饭后只需原地踏步20分钟左右，就可以消耗与步行同等的热量。

锻炼小腿

小腿是"第二心脏"

如第70页所介绍，改变每天做家务的方式，就可以将其变成很好的锻炼方式。但白天需要上班的人很难将工作中的动作转变成锻炼，就算能够做到，也会因为同事们的目光而做得不自然。

有上述情况的人，可以试试锻炼小腿的动作。这些动作做起来自然，不会吸引周围人的目光，做法也非常简单，只需将日常的"走路""站立"等动作改为"踮起脚尖"或"单脚站立"即可。这样就可以非常自然地锻炼小腿。

在全身的肌肉中，小腿部位的肌肉十分重要，它像泵一样，通过控制肌肉的收缩，将积存在下半身的血液输送回心脏，因此小腿也被称为"第二心脏"。换句话说，锻炼小腿可以使下半身容易迟滞的血液循环恢复正常，从而改善全身的血液循环，提高免疫力。

在爬楼梯或抓着电车上的吊环时，我们可以稍微抬起脚后跟站起来，从椅子上起身或穿袜子时可以试着单腿站立。让我们一起增强小腿肌肉吧。

小腿被称为"第二心脏"的原因

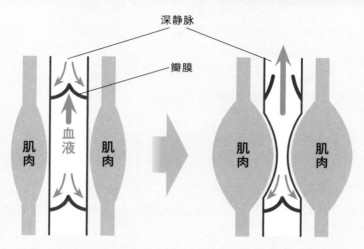

深静脉

瓣膜

血液

肌肉　肌肉　肌肉　肌肉

小腿肌肉处于松弛状态

肌肉松弛后流向心脏的血液就会减少，血流容易变得迟缓。血管中的瓣膜阻止逆流。

小腿肌肉处于收缩状态

肌肉收缩膨胀，血管就会受到压迫，血液就会一下子被输送回心脏。

通过这些动作每天锻炼小腿

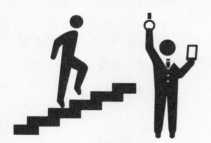

爬楼梯、上下班时踮脚尖

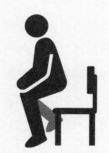

从椅子上起身时单腿站立

就算是炎热的夏天
也不要忘记泡澡

泡澡是放松身心的最佳方式

一直以来，日本人都被称作"世界上最喜欢泡澡的人"。有关世界各国人民的泡澡频率的调查显示，约有50%的日本人每天都泡澡。盛夏时节也有约30%的人每天泡澡，这一比例在欧美只有10%。大多数人都是简单冲澡了事，不会在浴缸中泡澡。这样看来，日本人的确是"世界上最喜欢泡澡的人"。

相信大家都知道泡澡的益处，它不仅可以缓解疲劳，改善血液循环，还可以由内而外地暖身，促进出汗排毒，提高免疫力。但如果使用了错误的泡澡方法，这么多的益处也会大打折扣。为了最大限度地发挥泡澡的效果，请在40℃的温热水中泡澡10分钟。这样可以很好地温暖全身，放松紧张僵硬的肌肉，适度的水压和毛细血管的扩张也有助于改善容易迟滞的血液循环。

尤其是夏季，室内外温差较大，人容易持续疲劳，身体状态就会失调，从而感到倦怠或发生失眠。在这样的季节，更要坚持每天泡澡放松身心，从而维持健康。

每天泡澡可以促进健康、提高免疫力

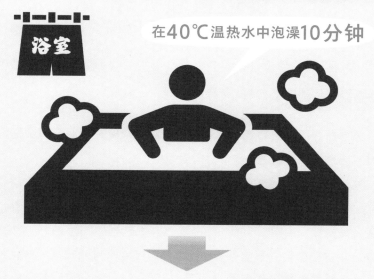

浴室

在40℃温热水中泡澡10分钟

体温大约上升1℃，免疫力也随之提高！

泡澡还有这些作用

静水压作用

会给全身施加适度水压，给血管施压，暂时促进血液和淋巴液的流动。

浮力作用

浮力使得身体感受变得轻盈，减轻肌肉的负担。使人不再感到身体的沉重和疲倦，使身心得到放松。

暖身作用

血管舒张，血流量增加，身体由内而外变暖，有利于缓解疲劳。此外，40℃左右的温热水澡能增强交感神经活动，激发身心活力。和体温相同或温度稍高的温热水浴可以促进副交感神经活动，有利于精神安定。

使用碳酸类入浴剂
促进血液循环

提高泡澡效果的小诀窍

上一页介绍了更有效的泡澡方法，我们只要在平时洗澡的基础上再花点心思，就可以进一步增进泡澡效果，提高免疫力。

其中，最简单且效果最好的方法就是利用日本人泡澡的经典道具——入浴剂。与普通的热水相比，用加入了入浴剂的热水泡澡，热水浴效果更好，泡完澡后的一段时间内身体也会非常暖和，不会发冷。此外，入浴剂还有一个优点，那就是通过改变热水的颜色和香味，让人心情平静，享受泡澡时光。

稍微高级一点的方式是使用碳酸类入浴剂，热水浴效果更好。二氧化碳进入血液中会使血管扩张，使血流量增加。泡澡时血液循环到全身，能让身体的每一个地方都感到温暖。因此在感到疲劳时，推荐尝试碳酸类或"混合温泉成分"的入浴剂。

入浴剂用完了的或不喜欢彩色和香味入浴剂的人，可以先在热水中泡2~3分钟，再用冷水冲淋手脚几秒，并重复该动作4~5次。这种方式的功效和入浴剂一样，可以促进全身的血液循环，温暖身体的每一个地方。

二氧化碳可以提高泡澡效果

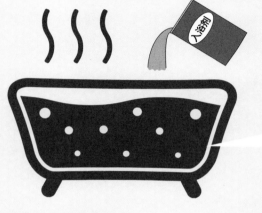

使用碳酸类入浴剂，有利于促进全身的血液循环，使体温升高，免疫力也会随之提高。推荐加入唐辛子（辣椒）等中草药，热水浴效果更好。

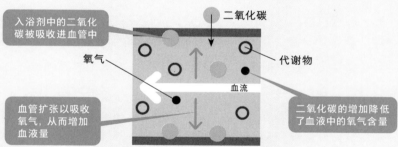

入浴剂中的二氧化碳被吸收进血管中

二氧化碳

代谢物

氧气

血流

血管扩张以吸收氧气，从而增加血液量

二氧化碳的增加降低了血液中的氧气含量

没有碳酸类入浴剂怎么办？

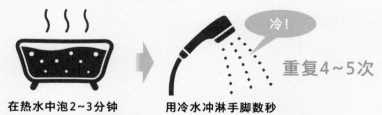

冷！

重复4~5次

在热水中泡2~3分钟

用冷水冲淋手脚数秒

热水澡泡太久会
适得其反

泡热水澡后反而会感到疲惫

男性青年和年长的人大多喜欢泡热水澡。经常听到这样的说法：泡澡的水越热对身体越好，洗热水澡就不会感冒。但这些说法是真的吗？

医学上认为，在42℃以上的热水中泡澡超过5分钟，反而对身体不利。因为持续泡在热水里的话，交感神经会占上风，身心就会进入紧张、兴奋的"战斗模式"。浸入热水的瞬间，全身肌肉陡然紧张，血压也急速上升，脉搏加快，全身立刻冒汗。这是血管紧张导致血液循环变差，再加上身体通过出汗排出水分，血液浓度增高引起的。原本为了放松而洗的澡反而会让我们更加疲劳。事实上，这样的热水浴效果也较差，对我们的身体并无益处。

前文介绍了提高热水浴效果的泡澡方法，此外，还有很多暖身、解冻解乏的泡澡方法。没有时间慢慢泡澡的时候，可以用热水快速地冲个澡，或者坐在椅子上泡脚。

推荐在休息日用温水悠闲地享受半身浴，消除一周的疲劳。

4种效果显著的洗澡方法

① 热水淋浴3分钟

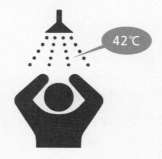

42℃

用42℃左右的热水淋浴约3分钟，可以提高免疫力，延迟乳酸生成。

② 在40℃左右的温热水中泡澡约10分钟

40℃左右

最好在40℃左右的温热水中泡澡约10分钟，可以扩张全身的血管，温暖手和脚。

③ 在温水中进行半身浴

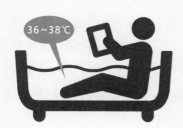

36~38℃

在36~38℃的温水中进行半身浴也不错。此时，副交感神经发挥作用，身心也能得到放松。

④ 泡脚能促进全身血液循环

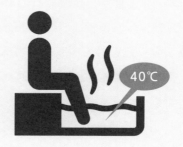

40℃

在40℃左右的温热水中泡脚可以温暖全身。不能泡澡的时候推荐使用这种方法。

促进生长激素大量分泌
以提高免疫力的睡眠法

高质量的睡眠可以提高免疫力

正如谚语"早睡早起，没病惹你"所说的一样，每天保持规律的生活作息和良好的睡眠对于维持健康不可或缺。虽然也有人只睡4~5小时就足够了，但是为了缓解一天的疲劳，不把它们留到第二天，还是要保证每天7小时左右的睡眠。

此外，我们的身体在睡眠过程中会分泌各种各样的激素，所以保证充足的睡眠十分重要。其中，生长激素不仅能促进生长期骨骼和肌肉的发育，还能够提高免疫机能，修复受损细胞，在睡眠期间承担着修复身心的作用。

生长激素在深度睡眠的非快速眼动（NREM）睡眠阶段分泌最为旺盛。睡眠期间，深度睡眠的NREM睡眠阶段和浅睡眠的快速眼动（REM）睡眠阶段会以一定的周期交替，所以保证睡眠时间、改善睡眠质量也是提高免疫力的必要因素。睡前玩手机、玩游戏，以及在照明强度过大的环境里入睡等都是导致睡眠质量降低的原因，所以应在睡前1小时尽量避免这些行为，以轻松的心情躺进被窝。

生长激素需要高质量睡眠

睡眠期间会分泌
生长激素

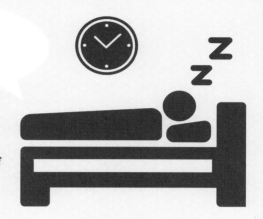

- 促进骨骼和肌肉的发育
- 修复受损细胞
- 提高免疫机能

与睡眠有关的3种激素

生长激素	生长激素能够在生长期促进骨骼和肌肉发育,有助于修复受损组织、提高免疫机能、缓解疲劳等
褪黑素	褪黑素能够促进生长激素的分泌,有良好的抗氧化作用,有助于防止细胞老化
皮质醇	皮质醇是一种由肾上腺皮质分泌的激素,有抗压作用,能够促进代谢活动,提高免疫机能活性

与"时间"相比,睡眠"质量"更重要

保证睡眠时间十分重要,但是为了促进生长激素的分泌,睡眠质量,也就是睡眠的深度也非常重要。睡前应尽量少玩手机、玩游戏,避免处于强光照明环境下,老老实实躺进舒适的被窝,上床睡觉。

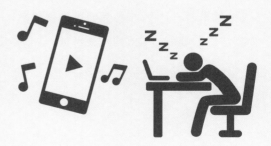

睡眠时间短不利于长寿

睡眠对于提高免疫机能不可或缺

近年来，日本人的平均睡眠时间不断缩短，有超过40%的成年人一天的睡眠时间不足6小时，在世界范围内排名倒数第一。造成这一现象的原因很多，其中包括网络普及带来的娱乐方式多样化、工作环境和男女社会角色的变化等。

在睡眠期间，人的大脑会以一定周期在半醒状态的REM睡眠和完全休眠的NREM睡眠之间循环。正如上一页所提到的，生长激素有助于修复身体，褪黑素具有抗氧化作用，能够防止老化，这两种激素在NREM睡眠期间分泌较为旺盛，所以如果睡眠时间短，激素的分泌量也会减少。换句话说，慢性睡眠不足会导致身体氧化（老化）速度加快，免疫力降低。如果身体一直处于这种无防备的状态，那我们的寿命就会缩短。

一般来说，1.5~2小时为一个睡眠周期，所以无论如何也要保证最少4.5小时的睡眠，最好是每天保证7小时以上的睡眠。

睡眠有周期

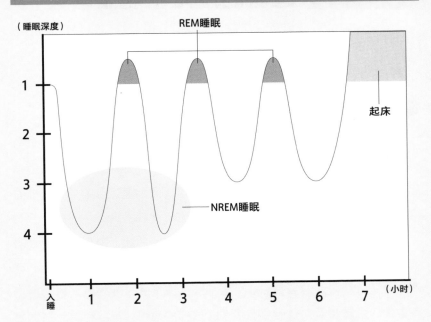

（睡眠深度）

REM睡眠

起床

NREM睡眠

入睡　1　2　3　4　5　6　7　（小时）

为了健康长寿，请每天保证7小时的睡眠！

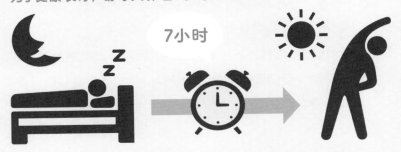

7小时

保证生长激素正常分泌的必要睡眠时间最短为4.5小时。为了缓解疲劳，提高免疫力，最好每天保证7小时以上的睡眠时间。

睡前能做和不能做的事情

睡前不要喝酒、玩手机

大家有固定的睡前活动吗？比如，轻度拉伸、听舒缓的音乐平静心情等，方法因人而异。想必也有人以"为了更好地入睡"为借口喝酒吧。如果真的能因此睡个好觉自然不错，但需要注意的是，这反而可能会降低睡眠质量。

前面提到的睡前饮酒，正是一种睡前的坏习惯。摄入酒精后大脑会进入清醒状态，即使入睡也无法进入深度睡眠（NREM睡眠）。另外，为了分解摄入的酒精，肝脏会持续高速运转，就算本人睡着后没有意识，大脑和身体也一直在活动。这样的睡眠并不能称得上是优质睡眠。

相信大多数人会在睡前玩手机或长时间泡澡，这也是不对的。这两种行为都会使交感神经占优势，从而降低睡眠质量。

如果入睡困难，睡前无事可做，可以试试喝一点温热的香草茶。在此，十分推荐大家熟知的洋甘菊和薰衣草，它们很容易买到，又有安眠、镇静的效果。

睡前能做和不能做的事情

 OK! 睡前可以做这些！

| 喝香草茶 | 整理床铺,
给卧室通风 | 打开空调 |

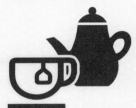

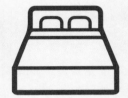

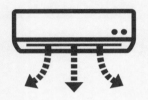

有放松身心的作用, 使副交感神经占优势, 从而提高睡眠质量。

整理被子、给房间通风等可以减少室内灰尘, 对睡眠期间的呼吸有利。

盛夏和寒冬等季节, 将室内温度控制在一定范围内, 会使睡眠更舒适。

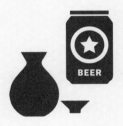 **NO!** 睡前不推荐的行为

| 饮酒 | 玩手机 | 长时间泡澡 |

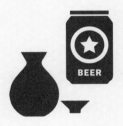

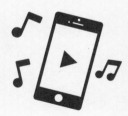

睡前饮酒会使睡眠变浅, 中途易醒, 使睡眠质量降低。

手机屏幕的蓝光会刺激交感神经, 抑制褪黑素的分泌。

长时间泡在热水中会使交感神经占优势, 让人难以入眠。

看电影"哭"
也能提高免疫力

痛哭是心灵的排毒方式

大家知道在日本女性群体中渐渐兴起的"泪活"吗？如同"就活[1]""婚活[2]"这类缩写一样，它是指一种通过主动流泪来放松心情、缓解压力的行为。在社会生活的很多场合，我们不能坦率地表达自己的心情，必须抑制自己的感情，但这样容易积攒压力。"泪活"就是为了舒缓这些压力，通过观看触及我们泪点的故事，大哭一场，从而释放感情，为心灵排毒。

实际上，因情绪激动而流下的"动情"眼泪，能缓解紧张和兴奋心情，使副交感神经的活动占优势，有助于放松心情。另外，流泪后，被称为"快乐激素"的β－内啡肽会增加，这有助于缓解压力，提高免疫力。"泪活"就是充分利用这样的心理和身体机制来缓解压力的方法。

当我们感到有点心累的时候，就一边拿着纸巾一边看自己喜欢的、令人感动的电影，尽情地流泪吧。收录多个感人故事的书籍和有声读物似乎也颇具人气，推荐大家尝试。

1　指为参加招聘就职而进行的活动。
2　指为结婚而做的准备活动。

流泪也能转换心情

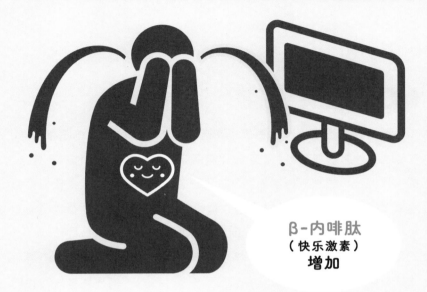

β-内啡肽
（快乐激素）
增加

 通过哭泣提高免疫力的机制

看电影或电视剧感动得流泪

↓

β-内啡肽（快乐激素）增加

↓

缓解压力，提高免疫力

大笑可以打造最强体魄

靠笑容来锻炼免疫力

有一种说法是，越是每天乐呵呵、笑容不断的人，越健康长寿。实际上，一些医院甚至为老年人和抑郁症患者提供一种叫作"笑疗法"的治疗方法。虽然其医学根据尚处于研究阶段，但据说如果任何事都享受着完成，积极乐观地去思考，就能够激活身心，改善健康状态。

另外，看到别人笑或自己笑时，大脑会分泌被称为"快乐激素"的多巴胺和 β－内啡肽。这些激素可以给人带来幸福感，有助于稳定情绪，缓解压力，可以说是心灵的营养剂。在处于高压环境时，我们更要努力微笑来渡过难关。

微笑还有一个受人关注的功效，就是增强免疫力。据了解，微笑可以增强NK细胞活性，而NK细胞能发现入侵体内的异物并进行攻击，从而提高免疫机能。由于NK细胞对一部分癌细胞有效，因此有望被用于癌症的免疫疗法。或许，用笑容的力量克服癌症的时代即将到来。

微笑激活身心

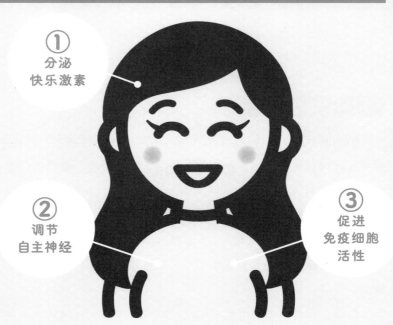

① 分泌
快乐激素

② 调节
自主神经

③ 促进
免疫细胞
活性

① 分泌快乐激素

微笑会促进大脑内多巴胺和 β - 内啡肽的分泌，给人带来幸福感，有助于缓解压力。

② 调节自主神经

微笑会使副交感神经的活动占优势，有助于调节自主神经平衡。

③ 促进免疫细胞活性

微笑可以增强 NK 细胞活性，NK 细胞能发现入侵体内的异物并进行攻击，有助于预防癌症，提高免疫力。

想要更健康就去唱歌吧

开心地唱歌有助于身心健康

如同前文所述，大笑、痛哭等感情的外露有助于缓解、释放压力，同时能够增强免疫力，有助于身心健康，可以说是一举两得的消解方式。但可能有人产生了"一个人做有点……"或"想要快乐地解压"等想法，那么他们可以去KTV试试。

在KTV我们可以放声大唱，尽情演唱自己喜欢的歌曲，快乐地释放压力。越来越多的人独自去KTV，就算是不好意思被别人听自己唱歌的人也可以安心地享受。

实际上，从科学角度也能够证明唱歌所带来的健康效果。我们平常呼吸时用的是"胸式呼吸"，唱歌的时候会转变为小腹鼓起的"腹式呼吸"，自主神经集中的横膈膜会更活跃，副交感神经发挥作用，从而有助于提高免疫机能，稳定情绪。

如果唱歌的同时加上身体和手部动作，心情会更好，而且这还是一种适度的全身运动，可以说是"一举三得"，甚至是"一举四得"了。

卡拉OK对健康有益的四大理由

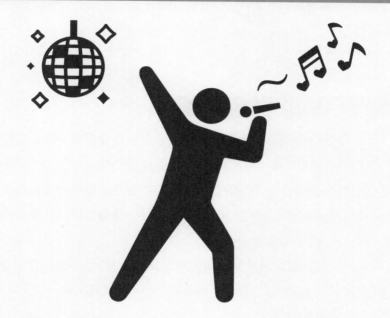

① 大声唱歌会让人心情舒畅

大声唱歌会让人心情舒畅，如果用腹部发声的话会使横膈膜活动，从而刺激自主神经，效果会更好。

② 唱歌会增加唾液量

唱歌能增加唾液的分泌量。这样可以增强免疫力，同时可以清除活性氧，还有助于抗衰老。

③ 活动表情肌肉，击退压力激素

快乐地歌唱会大幅活动表情肌，从而唤起愉快记忆，减少皮质醇（压力激素）释放。

④ 加上身体和手部动作，一边唱歌一边做全身运动

张大嘴唱歌可以活动整个面部肌肉，如果再加上身体和手部动作，就既能享受卡拉OK，又能锻炼全身。

通过对话提高免疫力，比起"对不起"，不如多说"谢谢"

虽说真诚道歉是件好事……

在一些商务场合，我们偶尔会看到有人面对客户或上司不断重复"对不起，对不起"来道歉的情况。如果犯了不可挽回的错误，或者给他人造成巨大损失，的确应该真诚地、全心全意地道歉，但如果是没有造成实质伤害或者是可以挽回的事情，除了道歉之外，还要表达感谢之情，养成积极应对的习惯。

人在向他人道歉时会感到很大的压力。因为每当说出"对不起"时，大脑会产生内疚和负罪感。平时动不动就把"对不起"挂在嘴边，是在不断地积攒压力。

另一方面，当感谢他人为自己做了什么，表达感谢的心情时，大脑内会分泌一种叫作β-内啡肽的"快乐激素"。这会给人带来较强的幸福感，有助于缓解压力，缓和沉重紧张的气氛。如果可以自然地缓和紧张的表情，有意识地保持笑容，心情也会变得更加轻松。此外，笑容还可以提高免疫力（见第98页）。

感谢的话语能够缓解压力

总是道歉会积攒压力

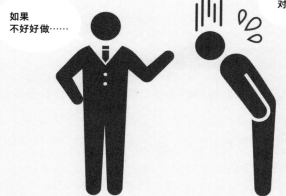

如果
不好好做……

对不起

对不起

对不起

习惯在谈话中说"对不起"的人，每说一次都会给大脑施加压力。

感谢的话语会让大脑感到幸福

十分感谢！

如果
不好好做……

如您所说！

给对方添了不必要的麻烦时，不要只是道歉，还要表达感谢。这样可以让大脑分泌"快乐激素"，缓解压力。

晒太阳超重要

让一天从早晨的日光浴开始

相信现在很多人一天的大部分时间都在室内（如办公室）度过，几乎没有机会外出晒晒太阳。尤其是最近，随着商务环境的多样化发展，在家远程办公的工作形式也逐渐普及，越来越多的人每日通勤时间减少，外出的机会也越来越少。

大家可能不知道，阳光有提高免疫力的效果。具体来说，晒太阳可以促进体内合成维生素 D，提高免疫力。维生素 D 会随着我们年龄的增长逐渐减少，如果长期不晒太阳，就容易导致维生素 D 不足。我们可以每天外出购物、散步等，以 15 分钟为宜，从而养成晒太阳的习惯。

习惯早起的人，一觉醒来就可以沐浴朝阳。据说朝阳有调整被打乱的生活节奏，重置生物钟的功效。另外，朝阳还会使促进生长激素生成的褪黑素的分泌量增加，从而提高我们的睡眠质量，进而提高免疫力。我们沐浴着朝阳，稍微活动一下身体，就能身心愉悦地迎接新的一天。

每天15分钟的日光浴可以提高睡眠质量

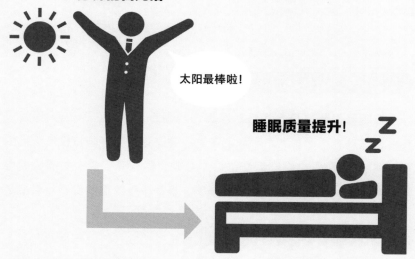

15分钟的日光浴

太阳最棒啦!

睡眠质量提升!

早上进行15分钟左右的日光浴,可以重置生物钟,调整生活节奏。另外,适度的日光浴还能增加促进生长激素生成的褪黑素的分泌,有助于提高睡眠质量,从而提高免疫力。

迎着朝阳做体操　　　　　上下班走向阳处的路　　　　休息时间进行日光浴

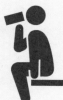

提高免疫力，拒绝香烟

香烟是免疫机能最大的敌人

在昭和时代，日本男性对吸烟习以为常，超过80%的人都在吸烟。但是现在，受多次增税和近年来的健康热潮的影响，日本男性中吸烟者比例不足30%，女性吸烟者比例跌至10%。有一些欧美的电影和电视节目甚至会回避吸烟的场景。香烟不受欢迎的程度可以说是相当高了。

香烟的烟雾中含有200多种对人体有害的成分。众所周知，其主要成分尼古丁和焦油会增加患癌概率，近期的研究表明这些成分还会导致免疫力降低。

香烟的烟雾被吸入体内后，会溶入唾液和血液，损害身体的各个脏器和血管，从而导致身体机能逐渐衰弱。另外，香烟会使体内维生素C和构成免疫系统的淋巴细胞显著减少，可谓人体免疫机能最强、最坏的敌人。

吸烟不仅会缩短吸烟者自己的寿命，还会威胁其身边重要的人的生命。你愿意每天花高价危害健康吗？为了自己和家人的健康长寿，请立刻戒烟。

立刻戒烟的理由

香烟的烟雾中充满有害物质

香烟的烟雾中含有200多种有害物质，其中超过50种有致癌性。

吸烟者心肌梗死、心绞痛的发病率可达不吸烟者的3倍

吸烟者中心肌梗死、心绞痛等疾病的死亡率是不吸烟者的1.7倍，一天吸烟超过50支的吸烟者的死亡率更是不吸烟者的3倍以上。

损害家人及朋友的健康

即使不吸烟的人，被动吸入二手烟也可能引发心肌梗死、心绞痛，死亡率是正常人的1.3~2.7倍。

大量消耗维生素C

抽一支烟会损失一天所需维生素C（100毫克）的一半左右。每天抽一盒烟将会损失约1000毫克维生素C。

男性寿命缩短8年，女性寿命缩短10年

吸烟不仅会导致肺癌，还会引发其他部位的癌症。有数据显示，男性寿命会因此缩短8年，女性寿命会缩短10年。

电子烟和卷烟相同

电子烟因不需要明火、烟雾和烟草味较少而受到欢迎，但其所含的有害物质与传统香烟并无二致。

要 点 回 顾

从日常生活中的
动作入手
放松身心

第68～77页

不需要勉强！
每天坚持低强度运动
就能提高免疫力

第78～83页

不只是缓解疲劳
养成每天泡澡的习惯
健康地缓解压力

第84～89页

为了保持健康长寿
请保证每天
7小时以上的睡眠

第90～95页

积极向上地面对所有事！
积极乐观
可以提高免疫力

第96～107页

免疫用语词典

巨噬细胞

巨噬细胞是白细胞的一种，属于单核细胞。骨髓中的单核细胞进入血液，迁入组织后分化形成巨噬细胞。它的直径为15～20微米，体积较大。巨噬细胞带有"消化器官"，具有吞噬其所发现的任何异物的特性，又名"贪吃细胞"。除了处理体外侵入的异物外，它还负责处理老化的红细胞和其他代谢物。此外，在吞噬异物的同时，巨噬细胞还会通知辅助性T细胞有异物入侵。辅助性T细胞在收到消息后，启动获得性免疫反应。如上所述，巨噬细胞是清除异物的先锋队，也是连接先天性免疫与获得性免疫的桥梁，十分重要。

树突状细胞

树突状细胞是白细胞的一种，属于单核细胞。与巨噬细胞相同，树突状细胞也由骨髓中的单核细胞分化而成。正如"树突状"这个名字所指，树突状细胞的形状像树枝一样，由许多突起伸展而成。树突状细胞也会吞噬发现的异物，但与巨噬细胞清除异物的目的不同，它是为了分析异物的信息。它的食欲也没有巨噬细胞旺盛。分析后树突状细胞会将吞噬异物的信息悉数传达给辅助性T细胞和B细胞。另外，树突状细胞不仅分布在血液中，还分布在淋巴结、淋巴组织、表皮等部位。它负责在全身各处监视异物的侵入，一旦发现就立即将其吞噬，并将其信息传达给辅助性T细胞和B细胞。

T细胞

T细胞是白细胞的一种，是获得性免疫反应的核心。在骨髓中生成并进入胸腺，发育成熟后形成T细胞。T细胞取名自胸腺（thymus）的英文首字母。

T细胞包括各种功能各异的细胞，具代表性的有辅助性T细胞、杀伤性T细胞和抑制性T细胞。

辅助性 T 细胞

辅助性T细胞是T细胞中的指挥中心。从巨噬细胞和树突状细胞处接收到信息后，辅助性T细胞会向杀伤性T细胞和B细胞发出攻击异物的命令。与此同时，激活巨噬细胞和中性粒细胞等先天性免疫细胞，使其更加活跃地捕食异物。严格说来，辅助性T细胞中存在Th1和Th2两种细胞，Th1命令杀伤性T细胞攻击异物，Th2命令B细胞产生抗体。当其中一种细胞被激活时，另一种就会受到抑制，通常两者相互牵制，保持免疫系统的整体平衡。但如果由于某些原因偏向其中一方，就会出现负面影响，特别是当Th2占优势时，容易引起过敏反应。

杀伤性 T 细胞

T细胞中的杀伤性T细胞负责直接攻击异物。接收到辅助性T细胞（Th1）的命令后，杀伤性T细胞就会开始攻击异物。杀伤性T细胞的攻击目标不仅有病原菌，还有受病毒感染的细胞。它引导这些感染细胞进行"自杀"，即细胞凋亡，从而对其进行破坏。另外，杀伤性T细胞也会对癌细胞进行攻击和破坏。如上所述，杀伤性T细胞与B细胞的分栖共存生态为：杀伤性T细胞始终以自身细胞为目标，B细胞则以病原菌本身为目标。

抑制性 T 细胞

T细胞中的抑制性T细胞负责结束免疫反应。辅助性T细胞（Th1）发出命令，让杀伤性T细胞进行攻击，但如果这个过程不断持续下去就会逐渐对人体造成伤害。抑制性T细胞会在清除异物后，适时发出结束的信号。具体说来，首先停止树突状细胞的活动，这样一来，辅助性T细胞接收不到异物信息，就会停止对杀伤性T细胞的命令。同时，B细胞也会停止产生抗体，从而缓解因抗体过剩引起的过敏反应。

B 细胞

B细胞是白细胞的一种，与T细胞一起承担获得性免疫反应的核心功能。B细胞直接在骨髓中生成、发育成熟，它取名自骨髓（bone marrow）的英文首字母。B细胞接收辅助性T细胞（Th2）的命令后活性增强，产生抗体攻击异物。与攻击受感染的体细胞的杀伤性T细胞相比，B细胞的目标为病毒及细菌本身。识别并分析它们后，B细胞会生成对应的有效抗体进行攻击。此外，B细胞可以记住分析过的病毒及细菌信息，对再次出现的病毒及细菌可以更加快速地产生抗体。这就是所谓的"有抗体"的状态。

NK 细胞

NK细胞是白细胞中的淋巴细胞，既不属于T细胞也不属于B细胞。当发现受病毒感染的细胞和癌细胞后，NK细胞会自行发挥作用杀死它们。因其拥有与生俱来的杀伤能力，故命名为"N（natural）K（killer）"。虽然NK细胞可以随时破坏每天产生的癌细胞，是一种可靠的免疫细胞，但需要注意的是，随着年龄的增长和压力的增加，其功能下降，就会导致癌细胞的增殖。

抗原

抗原是免疫细胞对之产生反应的"敌人"的总称，包括侵入体内的病毒和细菌、受感染的细胞、引起过敏反应的花粉等。除了病原体，来自他人的血液和器官也是会引起免疫反应的抗原。输血时匹配血型就是为了让外来血不被机体识别为抗原。例如，若给A型血的人输B型血，B型血就会被视为抗原，从而引起免疫反应，可能会导致受血者的肾脏受损，使其陷入危险。有些疫苗就是降低抗原毒性并被注射到人体内的病原体。注射疫苗后，人体内会产生抗体，因此人不容易患病，即使患病，也不容易发展为重症。

抗体

抗体是 B 细胞为了攻击病原体而产生的物质。它的形状如同 Y 字形的"弹弓"，可以附着在病原体上，使其丧失能力。结合了抗体的病原体更易被巨噬细胞和中性粒细胞吞噬，巨噬细胞和中性粒细胞通过捕食来清除病原体。对于不同的病原体会产生不同的抗体，例如，针对麻疹产生的抗体只对麻疹有效，对腮腺炎等其他疾病无效。对哪种疾病有效取决于遗传因子的组合，据说抗体的种类超过 1 万亿种。产生的抗体会在血液中流动，当同样的病原体再次入侵时，能够迅速做出反应。

HLA

广义上被称为主要组织相容性复合体抗原（MHC 抗原），在人体内被称为人类白细胞抗原（HLA）。HLA 就像身份证，使免疫系统能够区分自身细胞和外部侵入细胞，它存在于所有细胞的表面。免疫系统识别到 HLA 后，只会攻击外部侵入细胞，不会攻击自身细胞。每个人的 HLA 都不同，两人拥有完全相同 HLA 的概率为几万分之一。此外，这种"区分自己和非己机制"也有不太明确的地方，例如，吃进消化器官的食物虽然属于"非己"的范围，但基本上不会产生免疫反应。这种现象被称为"免疫耐受"。但有些食物也可能引起过敏症状，耐受的范围暂不明确。

细胞因子

细胞因子是一种用于传递细胞间信息的物质。例如，巨噬细胞将发现异物的消息传达给辅助性 T 细胞时，巨噬细胞会分泌细胞因子，辅助性 T 细胞发现该细胞因子后才会发出攻击命令。辅助性 T 细胞无论是命令杀伤性 T 细胞进行攻击，还是命令 B 细胞产生抗体，都是通过分泌细胞因子来完成的。细胞因子的种类各不相同，血液中流动着各种各样的细胞因子，各个细胞会识别与自身相关的细胞因子，从而开始活动。另外，如果由于感染等原因导致细胞因子分泌过剩，就会引起炎症，容易形成血栓，这可能会使机体陷入细胞因子风暴状态，引发心肌梗死、脑梗死、多脏器衰竭等。

细菌、病毒

细菌和病毒的最大不同点在于，细菌是有细胞结构的生物，而病毒是没有细胞结构的更小的生物。对人有害的代表性细菌有大肠杆菌和结核菌，代表性病毒有新型冠状病毒和流感病毒等。病毒无法自行增殖，所以需要寄生于其他细胞进行增殖。被病毒侵入的细胞就是受感染的细胞。免疫细胞中有不同的类型，有攻击细菌的，有攻击病毒的，也有攻击被病毒感染的细胞的。其中也有像巨噬细胞那样的细胞，能够吞噬细菌和病毒。

NEMURENAKUNARUHODO OMOSHIROI MENEKIRYOKU NO HANASHI
Supervised by Nina Ishihara
Copyright © 2020 NIHONBUNGEISHA
All rights reserved.
Original Japanese edition published by NIHONBUNGEISHA Co., Ltd.

This Simplified Chinese language edition is published by arrangement with
NIHONBUNGEISHA Co., Ltd., Tokyo in care of Tuttle-Mori Agency, Inc., Tokyo
本书中文简体版权归属于银杏树下（上海）图书责任有限公司。

浙江省版权局图字：11-2023-216

图书在版编目（CIP）数据

诸病退散：保护健康的免疫力 /（日）石原新菜著；
贾仕琪译 . — 杭州：浙江科学技术出版社，2024.5
ISBN 978-7-5739-0934-3

Ⅰ . ①诸… Ⅱ . ①石… ②贾… Ⅲ . ①免疫学—普及
读物 Ⅳ . ① R392-49

中国国家版本馆 CIP 数据核字 (2023) 第 243327 号

书　　名	诸病退散：保护健康的免疫力
著　　者	[日] 石原新菜
译　　者	贾仕琪

出版发行 浙江科学技术出版社
　　　　　杭州市体育场路 347 号　　　　　　　邮政编码：310006
　　　　　办公室电话：0571-85176593　　　　销售部电话：0571-85062597
　　　　　E-mail: zkpress@zkpress.com
印　　刷 河北中科印刷科技发展有限公司

开　　本	889 mm × 1194 mm　1/32	印　　张	4
字　　数	74 千字		
版　　次	2024 年 5 月第 1 版	印　　次	2024 年 5 月第 1 次印刷
书　　号	ISBN 978-7-5739-0934-3	定　　价	39.80 元

责任编辑	唐　玲　陈淑阳	责任校对	赵　艳
责任美编	金　晖	责任印务	吕　琰
文字编辑	刘映雪		

后浪出版咨询（北京）有限责任公司
投诉信箱：editor@hinabook.com　fawu@hinabook.com
未经书面许可，不得以任何方式转载、复制、翻印本书部分或全部内容
本书若有印、装质量问题，请与本公司联系调换，电话 010-64072833